中医推拿与临床验案

田　明　编著

陕西新华出版
陕西科学技术出版社
Shaanxi Science and Technology Press
西安

图书在版编目（CIP）数据

中医推拿与临床验案 / 田明编著. — 西安：陕西科学技术出版社，2025.8. — ISBN 978-7-5369-9376-1

Ⅰ. R244.1

中国国家版本馆CIP数据核字第20256NU095号

ZHONGYI TUINA YU LINCHUANG YAN’AN

中医推拿与临床验案

田　明　编著

责任编辑　高　曼
封面设计　宗　宁

出 版 者　陕西科学技术出版社
西安市曲江新区登高路1388号陕西新华出版传媒产业大厦B座
电话（029）81205187　传真（029）81205155　邮编710061
http//www.snstp.com
发 行 者　陕西科学技术出版社
电话（029）81205180 81205178
印　　刷　天津鸿彬印刷有限公司
规　　格　710mm×1000mm　16开
印　　张　13
字　　数　230千字
版　　次　2025年8月第1版
2025年8月第1次印刷
书　　号　ISBN 978-7-5369-9376-1
定　　价　88.00元

作者简介

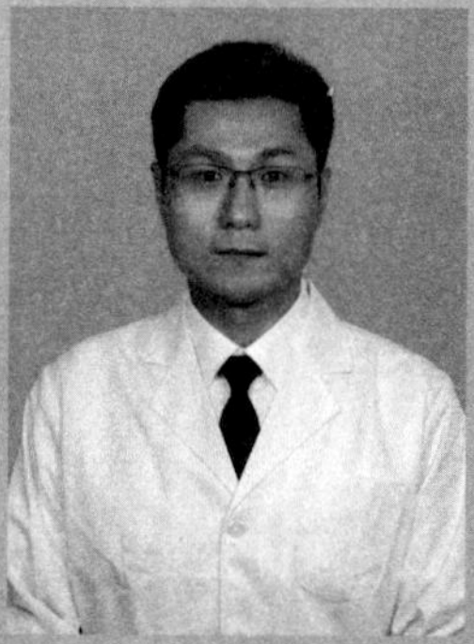

田 明

男，主治医师，毕业于山东中医药大学，现就职于山东省淄博市中医医院。兼任中国针灸学会会员、山东中医药大学讲师、山东针灸学会小儿经络推拿专业委员会委员、山东中医药学会小儿推拿专业委员会常务委员、山东针灸学会理事会理事、山东中西医结合学会特色诊法专业委员会委员、山东第一医科大学附属省立医院中西医结合推拿专科联盟理事、山东中医药大学中医学专业推拿学课程联盟副理事长、黄河流域小儿推拿专科联盟理事、淄博市中医药学会推拿专业委员会副主任委员、淄博市中医药学会小儿推拿专业委员会副主任委员、淄博市中医药学会针灸专业委员会委员、淄博市中医药学会中医治未病专业委员会委员、淄博市老年医学会疼痛学专业委员会委员。擅长推药结合治疗小儿肌性斜颈、腹泻、厌食、便秘、夜啼、遗尿、发热、咳嗽、近视等儿科疾病，以及颈椎病、腰椎间盘突出症、肩关节周围炎、网球肘、骨关节炎、各部位软组织损伤等运动系统病症。曾获“优秀医师”“业务工作先进个人”“临床突出贡献奖”“优秀带教教师”，以及淄博市中医药知识技能大赛“岗位技术能手”等荣誉称号。曾获“扁鹊杯”山东省中医药知识技能大赛推拿组三等奖。发表论文多篇。

前 言

在浩瀚的中医宝库中，推拿作为一种非药物疗法，其历史悠久、源远流长。它基于中医基础理论，通过手法作用于人体特定部位，以调节机体生理、病理状况，达到治疗疾病、保健强身的目的。推拿疗法以其操作简便、疗效确切、不良反应少等特点，深受医患双方的青睐。在现代社会，随着人们对健康需求的不断提高，推拿作为一种绿色、无创的治疗方式，更是焕发出新的生机与活力。

推拿在中医临床中的重要地位，不仅因为它是中医传统疗法的重要组成部分，是中华民族智慧与医学实践的结晶，更是因为推拿疗法在解决现代人因生活方式改变而引发的各种健康问题方面具有独特优势。但在现代医学快速发展的背景下，推拿如何与现代医学相结合，如何更好地挖掘其潜力，发挥其优势，为人类的健康事业服务，是现代中医临床工作者面临的一大问题。为此，本人以国内外最新进展和成果为基础，结合自身临床经验，特编写了《中医推拿与临床验案》一书。

本书共5章，首先，从西医和中医的角度分别阐述了推拿对生理病理的影响；其次，详细介绍了推拿的诊断思路与诊断方法，以及治则与手法应用规律；再次，围绕着病因、临床表现、处理与预防等方面叙述了推拿过程中的常见意外及其预防；最后以概述、病因病机、诊断、推拿治疗、注意事项为着力点描述了临床常见病的推拿治疗。此外，全书通过精选大量真实、典型的临床验案，从病史采集、诊断分析、治疗方案制定到治疗效果评估，全程记录，细致入微，使读者能够直观地感受到中医推拿在临床应用中的魅力。本书是一部集学术性、实用性与可读性于一体的中医推拿专著，不仅对中医推拿传统知识进行了系统梳理，更对推拿临床实践进行了深度总结与创新探索，可供各级医疗机构中医推拿医师、中医推拿从业者、医学院校学生等参考使用。

本人在编写时，虽力求完美，但由于当今医学发展迅速，知识更新日新月异，加之编写时间紧迫，难免存在不足之处，期望广大读者见谅，并提出宝贵意见，以便更正。

田　明
山东省淄博市中医医院
2025 年 3 月

目 录

第一章

推拿对生理病理的影响

第一节　西医学认识

推拿学作为一种临床常用的治疗手段，对其作用机制的研究也较丰富。大量的临床观察和基础研究为推拿学的继承和发展注入了充足的动力。同时，越来越丰富的研究成果不断地加深着我们对推拿的作用机制和推拿对人体生理和病理变化影响的认识。西医学对于推拿作用机制的认识总体上可以从其对人体不同系统的作用机制，对人体组织形态改变两方面进行体现。

一、对人体不同系统的作用机制

（一）对神经系统的作用机制

不同的手法，用力轻重，操作时间长短，施治部位、经穴的不同，都会对神经系统产生不同的影响。

推拿对神经系统有一定的调节作用。手法刺激可通过反射传导途径来调节中枢神经系统的兴奋和抑制过程。例如，较强的手法刺激健康人的合谷穴和足三里穴后，发现脑电图中"α"波增强，说明强手法的经穴推拿能引起大脑皮质的抑制；在颈项部施用有节律性的轻柔手法可使受试者脑电图出现"α"波的增强变化，表明大脑皮质的电活动趋向同步化，有较好的镇静作用，可以解除大脑的紧张和疲劳状态；对脑动脉硬化患者的脑血流图进行观察，发现治疗后，其波幅增加，流入时间缩短，改善了脑动脉搏动性供血。经研究发现，轻柔的推拿手法可降低交感神经的兴奋性，如颈项部用轻柔手法操作后，脑血流量显著增加；如用肌电图测定颈椎病患者颈部两侧肌肉的放电情况，发现手法治疗后，患者紧张性肌电活动消失或明显减少，故患者常在推拿治疗后感到神清气爽、精神饱满、疲劳消除；用肌电图观察推拿手法治疗急性腰扭伤患者，其腰部肌肉神经的电生理变化情况，也得出了上述结论。

失眠患者接受推拿治疗时，常常在推拿过程中即可进入睡眠状态；嗜睡患者在推拿后可感觉到头清目明，精力充沛。该现象和推拿手法对神经系统产生的抑制与兴奋作用是分不开的。不同的推拿手法对神经系统的作用也不同，如提、弹、叩击手法起兴奋作用，表面抚摸则起抑制作用。同一手法，若运用的方式不同，如手法频率的快慢、用力轻重、时间长短等，其作用也不同，如轻的、短时间的手法可改善大脑皮质的功能，并通过自主神经反射，调整疲劳肌肉的适应性和营养供求状况；重的、长时间的手法则起相反的效果。在沿神经走行方向按压时，可使神经暂时失去传导功能，起到局部镇痛和麻醉作用。在缺盆穴处的交感神经星状结处按压，能使瞳孔扩大，血管舒张，同侧肢体皮肤温度升高；按压下腹部和捏拿大腿内侧，可引起膀胱收缩而排尿，尿量增加，机体内的蛋白分解物、尿酸、尿素等同时排出体外，尿中氮的排泄量也随之增加。

推拿手法的刺激部位和治疗穴位，大多分布在周围神经的神经根、神经干、神经节、神经节段和神经通道。推拿手法的刺激作用，可改善周围神经装置及传导路径，促使周围神经产生兴奋，加速其传导反射。如震颤法可使脊髓前角炎患者对感应电流不产生反应的肌肉重新产生收缩反应，使已消失的膝反射和跟腱反射重新出现。同时，推拿手法还具有改善局部血液循环，改善局部神经营养状况，促使神经细胞和神经纤维恢复的作用。另外，推拿手法还具有改变同一节段神经支配的内脏和组织的功能，促使其加强或改善的作用，如手法刺激 T_5，可使贲门括约肌扩张，而刺激 T_7，则其作用相反。各种手法用力的轻重不同，将对神经产生强弱不同的作用，引起不同的反应。例如。轻度用力的手法，其刺激作用微弱而柔和，可使中枢神经系统产生抑制且产生轻松舒适之感，具有放松肌肉、缓解痉挛、镇静止痛的作用；重度用力的手法，其刺激作用较强烈，可使中枢神经系统产生兴奋，且产生酸麻胀重感，可促使精神振奋、肌肉紧张、呼吸心跳及胃肠蠕动加快、腺体分泌增强等。过强过长时间的重度手法虽易使神经兴奋，但很快可转入抑制状态，故患者可有疲劳、思睡的感觉。

（二）对循环系统的作用机制

推拿治疗具有扩张血管、增强血液循环、改善心肌供氧、加强心脏功能的作用，从而对人体的体温、脉搏、血压等产生一系列的调节作用。

1.对血管的作用机制

(1)扩张毛细血管。各种推拿手法对血管的作用,主要表现在促使毛细血管扩张,使储备状态下的毛细血管开放。实验证明,推拿可引起一部分细胞内的蛋白质分解,产生组胺和类组胺物质,使毛细血管扩张开放。说明推拿手法不仅能使毛细血管的开放数量增加,而且使其直径和容积也扩大,渗透性能有所增强,增加了血流量,改善了肢体循环,因而大大改善了局部组织的供血和营养。施行大面积的推拿手法治疗可使全身血液得以重新分配,降低血流阻力,减轻内脏瘀血,有助于静脉回流,降低中央动脉压力,减轻心脏负担。

(2)促进血管网重建。将家兔跟区切断后再缝合,术后进行推拿治疗,发现治疗组跟腱断端间有大量的小血管生成,而对照组家兔仅跟腱周围组织中有一些管壁增厚并塌陷的小血管,血管中还有血栓形成,可见推拿能促进病变组织血管网的重建。

(3)恢复血管壁的弹性功能。推拿手法对人体体表组织的压力和所产生的摩擦力,可大量消耗和清除血管壁上的脂类物质,减缓血管的硬化,对恢复血管壁的弹性、改善血管的通透性、降低血液流动的外周摩擦力,都具有一定的作用。

总之,推拿治疗对血管的作用,除了刺激作用之外,与血管本身的功能状态以及人体整体的功能状态,都有一定的关系。

2.对血液循环的作用原理

(1)加速血液流动。推拿手法作用于体表,但其压力却能传递到血管壁,使血管壁有节律地被压瘪、复原。当复原后,受阻的血流骤然流动,使血流旺盛、流速加快。但由于动脉内压力很高,不容易被压瘪,静脉内又有静脉瓣的存在,不能逆流,故实际上是微循环受益较大,使血液从小动脉端流向小静脉端的速度提高。微循环是血清与组织间进行物质及气体交换的场所,而动脉、静脉只是流通的管道,可见促进微循环内的血液流动,对维持生命具有重要意义。例如,用推拿治疗颈椎病,发现椎动脉血流图均有不同程度的波幅升高,说明推拿可缓解椎动脉受压程度,使椎动脉中血液流动的速度加快,从而改善脑血管的充盈度;推拿在单侧委中穴上操作,可引起双侧小腿血流量增加;通过血流动力学参数测定推拿后的作用,发现推拿能使脉率减慢,每搏输出量增加,从而具有节省心肌能量消耗、提高心血管功能、改善血液循环等作用。

(2)降低血液黏稠度。在瘀血状态下,由于血液流速降低,而使血液黏稠度增高,黏稠度的增高又进一步使流速降低,二者如此恶性循环,终使血液凝集、凝固。通过推拿手法有节律地机械刺激,迫使血液重新流动及提高血液流速,从而降低血液黏稠度,使流速与黏稠度之间进入良性循环状态。

总之,推拿治疗通过放松肌肉,改变血液高凝、黏稠、浓聚的状态,可加快血液循环,改善微循环和脑循环。因此,推拿可广泛用于治疗高血压、冠心病、动脉硬化等疾病。

3.对心脏功能的作用机制

推拿手法对心率、心律、心功能都有调节作用。研究证实,推拿可使冠心病患者的心率减慢。由于心率减慢,心脏做功减轻,氧耗减少,同时还可使冠心病患者的左心室收缩力增加,舒张期延长,使冠状动脉的灌注随之增加,从而改善冠心病患者的心肌缺血、缺氧状态,缓解心绞痛的症状。按揉灵台穴、神道穴治疗心绞痛,心电图恢复正常者可达 33.3%。按揉心俞穴、肺俞穴、内关穴、足三里穴可以治疗心肌炎后遗症,缓解胸闷、心慌等症状。指压腕背的阳池穴能治疗房室传导不完全性阻滞而引起的心动过缓。

总之,推拿对心脏功能的作用机制主要是降低外周阻力,改善冠状动脉供血,提高心肌供氧,减轻心脏负担,改善心脏功能。

4.对血压的作用机制

推拿后人体肌肉放松,肌肉紧张缓解,引起周围血管扩张,循环阻力降低,从而减轻心脏负担,并通过对神经、血管、血流的调节作用,从而影响人体的血压。有学者对 46 例原发性高血压患者进行推拿后,发现患者的收缩压、舒张压、平均动脉压均有明显下降,与治疗前相比 $P<0.001$,且外周总阻力下降率达 80.43%,血管顺应性改善率达 78.2%,心排血量增加,射血分数增高,心肌耗氧量减少率达 80.4%,从而达到降低血压和改善临床症状的目的。

研究证实,对高血压患者进行推拿治疗,确能降低其血压,经过多次推拿治疗后,可使血压稳定在一定水平。此外,推拿合谷穴有明显的升压作用,推拿次数越多,其血压上升幅度越大且平稳。停止推拿操作后,即使血压下降,其速度也较缓慢。可见,推拿手法对血压的影响,与降低周围总阻力、改善血管顺应性,以及通过节段神经的传导反射而起的调节作用等因素有关。

(三)对消化系统的作用机制

直接作用是指手法的直接作用力,可促使胃肠管腔产生形态改变和运动,促使其内容物的运动和变化,即促使胃肠蠕动速度加快和力量加大,从而加快或延缓胃肠内容物的排泄过程。

间接作用是指手法的良性刺激,通过神经、经络的传导反射作用,可增强胃肠的蠕动和消化液的分泌,促进对食物的消化吸收过程,加强消化系统的功能。

1.对胃肠蠕动的作用机制

推拿的直接作用和间接作用都可刺激到胃肠，使平滑肌的张力、弹力和收缩能力增强，促进胃肠蠕动。推拿手法直接刺激穴位，可增强胃壁的收缩能力，如推拿中脘穴、脾俞穴、胃俞穴等穴位治疗胃下垂患者，经钡餐检查，大部分轻、中度患者胃下垂程度均有明显改善，有的甚至恢复正常；如持续用力按压中脘穴，可引起胃壁蠕动加快，甚至痉挛而出现恶心呕吐；直接刺激腹部，可增强肠蠕动，如持续用力按压气海穴，可引起肠蠕动加快，甚至引起肠痉挛，并使肠中气体和粪便迅速排出体外。同时，有的实验还证明，推拿对胃蠕动有双向调节作用，即原来表现胃蠕动次数多的可以减少，使排空延长；原来表现胃蠕动次数少的能增加，使排空加速。推拿所起的作用与胃的功能状态有关，穴位有相对的特异性，例如，推脾经有明显的促进胃运动作用，而逆运内八卦，对胃运动的调节作用，往往是双向的，即胃肠蠕动处于亢进状态时（如胃肠痉挛），推拿可使其转入抑制状态（即缓解其痉挛）；而当胃肠蠕动处于缓慢抑制状态时，推拿则可使其蠕动增强。

2.对胃肠分泌吸收功能的作用机制

推拿手法的刺激信号通过自主神经的反射作用，使支配内脏器官的神经兴奋，促使胃肠消化液分泌；同时，推拿手法能改善胃肠的血液淋巴循环，而加强胃肠的吸收功能。例如，推补脾经后，胃液酸度明显增加，而胃液分泌量变化则不明显。运用推拿手法治疗疳积患儿，其尿淀粉酶得以提高。捏脊疗法可以提高对蛋白质、淀粉的消化能力，增强小肠吸收功能，促进食欲，增强脾胃功能，对小儿疳积有很好的治疗作用。运用捏脊与按揉足三里相结合的方法，亦可以对脾虚泄泻患儿小肠功能产生影响，患儿较低的木糖排泄率经推拿后较之前增加。此外，推拿可促进胆汁排泄，降低胆囊张力；抑制胆囊平滑肌痉挛，从而取得缓解胆绞痛的作用，超声检查结果可以证实推拿手法的治疗作用。

（四）对泌尿系统的作用机制

推拿手法可调节膀胱张力和括约肌功能。如按揉肾俞穴、丹田穴、龟尾穴、三阴交穴等既可以治疗小儿遗尿症，又可治疗尿潴留。动物实验证实，按揉半清醒状态下家兔的“膀胱俞”，可使平静状态的膀胱收缩，内压升高。

（五）对免疫系统的作用机制

推拿可以调节免疫功能。如对实验性接种肿瘤的小白鼠选取中脘穴、关元穴、足三里穴进行推拿治疗。发现推拿能抑制实验性小白鼠移植性肿瘤细胞的增殖，且治疗组推拿后其一般状况明显好于对照组；同时又对小白鼠的免疫功能进行了测定，发现治疗组的自然杀伤细胞数值明显高于对照组，说明推拿能提高机体的免疫功能，从而发挥抑制肿瘤细胞的作用。又如对健康者背部足太阳膀胱经处施用平推法10分钟，可以使白细胞的吞噬能力有不同程度的提高，淋转率、补体效价也增高。对苯污染造成的白细胞减少症患者，选用足三里穴、四花穴等穴位进行推拿治疗后，其白细胞总数增加，白细胞吞噬指数升高，患者的临床症状和体征亦得到改善。此外，临床上应用推鼻旁、摩面、按揉风池、振四肢等防治感冒，效果也很好。

(六)对内分泌系统的作用机制

对糖尿病患者行按揉脾俞穴、膈俞穴、足三里穴，擦背部足太阳膀胱经并配合少林内功锻炼后，部分患者的胰岛功能增强，血糖有不同程度的降低，尿糖转阴，“三多一少”的临床症状明显改善。在患者颈3～5棘突旁寻找敏感点，施用一指禅推法治疗甲状腺功能亢进患者，可以使其心率较推拿治疗前明显减慢，其他症状和体征都有相应改善。推拿还具有提高血清钙的作用，治疗因血钙过低所引起的肌肉痉挛。对佝偻病患者施用掐揉四缝、捏脊等推拿手法治疗后，其血清钙、磷含量均有上升，有利于患儿骨骼的发育和生长。

(七)对运动系统的作用机制

人体肌肉、肌腱、筋膜、关节囊、韧带等软组织受到撞击、扭转、牵拉或不慎跌扑闪挫，或劳累过度、持续活动、经久积劳等因素所引起的损伤，而无骨折、脱位、筋断及皮肉破损的，均为软组织损伤，推拿治疗对这一类软组织损伤的运动系统疾病具有以下独特的疗效。

1.改善肌肉的营养代谢

肌组织可因运动过度而发生变性、坏死、结构紊乱等病理改变，推拿手法的直接或间接作用，可促进肌纤维的收缩和伸展活动，肌肉的活动又可促进血液、淋巴等体液的循环活动，从而改善肌肉的营养状况，增强肌肉的张力、弹力和耐受力。但肌肉的主动运动，会消耗能量、消耗氧，产生乳酸等有害代谢物质；而使组织液变为酸性，可产生局部组织的酸中毒，出现酸胀、疲劳。运用推拿手法可促使肌肉得到充分的氧及营养物质，并将组织液中的乳酸等有害代谢产物吸收或排出体外，从而消除肌肉的疲劳，提高肌肉的活力和耐受力。根据“腰背委中求”的循经取穴原则，在足太阳膀胱经的委中穴、承山穴及臀部阿是穴等施以按法、揉法等手法，通过神经-体液因素，改变了体内生化过程和酶系统的活动，改善了神经根及神经纤维的微循环，从而使局部组织的营养代谢得以改善，获得明显缓解患者腰腿痛症状的效果。有动物实验表明，将腓肠肌萎缩型猴子分组观察，发现未经推拿治疗的猴子腓肠肌在 4～6 周后有明显的结缔组织增生，形成纤维条索状组织，推拿组则不出现或出现少量病变软组织，恢复较好。

总之，推拿对这些软组织病的疗效，主要是在手法作用下，通过加快局部血液循环，促使滑液分泌增加，改善组织营养来实现的。

2.促进组织修复

临床上对肌肉、肌腱、韧带部分断裂者采用适当的推拿手法理筋，将断裂的组织抚顺理直，有利于减轻疼痛并与断面生长吻合。因此，推拿手法对损伤组织的修复具有良好的作用。例如，将家兔被切断的跟腱缝合后约 2 周，开始给予推拿手法治疗，发现能明显促进跟腱的修复，且其胶原纤维排列的方向亦接近正常的肌腱，结构强度亦高。又如对犬做肌腱修补术后，给予持续性制动或保护性被动活动，通过光镜、透射电镜和扫描电镜观察保护性被动活动对肌腱组织修复的影响，发现保护性被动活动产生的机械分离作用打断了肌腱修复区域与周围组织之间的粘连，阻止了鞘管组织的内生，刺激了腱细胞本身的再生，并且还能抑制和消除修复肌腱区域内炎症组织的产生，从而使肌腱修复的结构比制动组更接近正常，鞘管的恢复也更好，肌腱的机械性能和功能恢复也较制动组好。对肌腱损伤后完全制动与早期被动活动的组织学和生物力学进行的研究发现，制动组肌腱损伤区域愈合时间延长，肌腱部发生了一定程度的粘连；早期保护性被动活动组的肌腱表面形态接近于正常，扫描电镜下仅可见少量粘连形成，没有发现瘢痕存在，胶原纤维虽还不成熟，但排列与肌腱纵轴平行，并且比制动组的胶原纤维粗大，损伤区域内的细胞数目和血管都明显少于制动组；同时对两组分别进行了肌腱滑动功能，断裂力量、强度，以及能量吸收的实验，发现被动活动组的以上各种指标均优于制动组。由此说明推拿手法可以帮助损伤组织的修复。

3.分离、松解粘连

软组织损伤后，瘢痕组织增生，互相粘连，会对神经血管束产生卡压，这是导致疼痛与运动障碍的重要原因之一。运动关节类推拿手法可间接松解粘连，而按、揉、弹、拨等手法则可直接分离筋膜、滑囊粘连，促使肌肉、韧带放松，起到松动关节的作用。如对关节活动障碍的肩周炎患者，在肩髃穴、肩贞穴等穴位施以按、揉、拨等手法，并配合适当的被动运动，经过一定阶段的治疗后，患者的肩关节活动度均有不同程度的改善，有些患者则完全恢复了正常活动范围。有学者用肩关节造影观察推拿对肩关节粘连的作用时，发现推拿治疗后，肩关节囊粘连得到松解。由此证明，推拿手法对分离、松解粘连具有一定的作用。

4.促进炎症介质分解、稀释

软组织损伤后，血浆及血小板分解产物形成许多炎症介质，这些炎症介质有强烈的致炎、致痛作用。在推拿手法作用下，肌肉横断面的毛细血管数比手法前增加40余倍，微循环中血液流速、流态改善，体内活性物质的转运和降解加速，炎性产物得以排泄。如对急性腰扭伤患者进行观察发现，推拿对肾上腺皮质功能有刺激作用，使白细胞增加，嗜酸性粒细胞减少，并释放较多的17-羟皮质类固醇，这些物质对消除局部无菌性炎症有重要意义。

推拿能促进静脉、淋巴回流，加快物质运转，也促进了炎症介质的分解、稀释，使局部损伤性炎症消退。有学者通过对腰椎间盘突出症患者推拿前后血浆中5-羟色胺和其前体色氨酸及其代谢产物5-羟吲哚乙酸含量的测定发现，首次推拿后，患者血浆中的5-羟色胺、5-羟吲哚乙酸和前体色氨酸的含量呈现非常显著的下降，证明了推拿可促进致痛物质的分解、稀释。

5.促进水肿、血肿吸收

推拿手法具有良好的活血化瘀作用，可加快静脉、淋巴回流，由于局部肿胀减轻，降低了组织间的压力，消除神经末梢的刺激而使疼痛消失，有利于水肿、血肿的吸收。实验研究表明，在狗的粗大淋巴管内插入套管，可发现推拿后其淋巴流动比推拿前增快7倍；在颈项部施以按、揉、推、㨰等推拿手法，对患者的皮肤微循环进行检测，发现皮肤微循环有明显改善（$P<0.01$）。

二、对机体组织形态改变的影响

推拿治疗疾病的基本原理是通过外力对人体组织的作用。因此，推拿过程会引起人体组织形态的改变。这一类的改变集中在人体的运动系统所包含的骨、肌肉、肌腱、筋膜，循环系统所包括的局部血管，神经系统所包含的各种神经根等组织中。因此，发现推拿对机体组织形态的作用效果对于认识推拿的作用机制具有重要意义。推拿对于组织形态的影响主要包括宏观和微观两方面。

（一）推拿对人体局部的形态学影响

推拿对于人体解剖形态的影响涵盖了运动、循环等多个系统，其中对运动系统的影响最大。

推拿对于运动系统形态改变的影响如下。推拿作为一种外治法，其重要的起效机制为力学作用。力学作用于人体首先导致人体的形态学改变，其中以运动系统中肌肉、肌腱、骨骼的形态改变最为明显。推拿对运动系统的影响主要体现在推拿能够使受损的肌肉、肌腱恢复正常形态，通过改善肌肉内部微循环的方式使肌肉的充血、水肿症状得到改善。反复的推拿能够使钙化的肌肉组织内肌纤维再生，达到修复组织的目的，同时部分具有温热作用的推拿手法如擦法、振法等，能够有效地促进局部血液循环，使局部组织的生长加快。对于一些骨与关节的病变，推拿能够通过扳、按、挤等手法迅速纠正移位，恢复骨与关节的正常解剖位置。综上所述，推拿能够通过力学作用改变局部组织的修复与生长进程，进而改变运动系统的形态。有研究表明，拔伸类手法能影响颈椎的盘内压，有使其下降的趋势，10 kg 较 5 kg 力降低盘内压更明显，进而改变颈椎间盘的形态。脊柱小关节紊乱是脊柱病常见的病理改变，推拿纠正小关节紊乱是推拿治疗颈椎病和腰椎间盘突出症的重要机制。

有学者在尸体上动态测定关节内压和关节位移变化，以观察推拿整复类手法对颈、腰椎小关节的影响。结果发现，小关节移位后，本身存在复位趋势，而推拿旋转扳法能较好地纠正同侧小关节紊乱。

推拿对于循环系统的改变主要体现在推拿能够有效地缓解肌肉紧张，放松血管，同时对于一些功能障碍的区域，推拿能够通过主动增加局部张力的方法促进血液循环及帮助毛细血管扩张，进而达到调节局部循环、恢复血管弹性、促进血管生长的目的。

（二）推拿对人体细胞形态和代谢的影响

有研究表明，推拿治疗周围神经损伤后相关肌肉的组织形态学和组织化学指标前后的改变有一定作用，在研究推拿对骨骼肌的作用方面，有学者观察了推拿加腰背肌训练对非特异性腰痛患者治疗前后血清中的肌酸激酶、乳酸脱氢酶、超氧化物歧化酶活性和丙二醛含量以及视觉模拟评分法疼痛指数的改变，发现多种推拿手法，如揉、点按、拨、拿、拍打等配合腰背肌训练能明显改善上述指标，从而增强骨骼肌承受负荷强度和提高其抗缺氧耐力水平。为弄清推拿对软骨的修复作用，有报道以家兔为标本，使它进行超常规大强度运动，以造成膝关节软骨损伤模型，观察发现造模后，白细胞介素-1、肿瘤坏死因子、前列腺素 E_2 的含量均明显增高，提示软骨持续损害，但经推拿后，这些物质含量下降，从而推测其能对关节软骨基质产生保护作用。因此，推拿对于细胞的形态和代谢具有确切的影响，对于细胞内物质的释放和细胞生长方向具有重要的影响意义。

第二节 中医学认识

推拿学作为中医学的一个重要分支,在发展过程中,形成了一套完善的理论认识和临床实践体系。中医学对推拿的认识主要包含以下几个方面。

一、调整脏腑

推拿具有调整脏腑功能的作用。脏腑是化生气血,通调经络,主持人体生命活动的主要器官。脏腑功能失调后,所产生的病变通过经络传导反应于外,如有精神不振、情志异常、食欲改变、二便失调、汗出异常、寒热、疼痛以及肌强直等异常表现,即所谓"有诸内,必形诸外"。推拿通过手法刺激相应的体表穴位、痛点,并通过经络的连属与传导作用,对内脏功能进行调节,达到治疗疾病的目的。如按揉脾俞穴、胃俞穴可调理脾胃,缓解胃肠痉挛,止腹痛;一指禅推法在肺俞穴、肩中俞穴上操作能调理肺气,止哮喘。临床实践表明,不论是阴虚、阳虚,还是阴盛、阳亢,也不论是虚证还是实证、寒证或热证,只要在相宜的穴位、部位上选用相应的推拿手法进行治疗,均可得到不同程度的调整,如肾阳不足可用擦命门穴达到温补肾阳的作用;肝阳上亢者可用强刺激点按太冲穴,达到平肝潜阳的作用。这些说明推拿不仅可以调整阴阳、补虚泻实,而且对脏腑功能具有良好的双向调节作用,这种作用一是直接作用,即通过手法刺激体表直接影响脏腑功能;二是间接作用,即通过经络与脏腑的联系来实现。

二、疏通经络

经络是人体内经脉和络脉的总称,是人体气血运行的通路。它内属脏腑,外连肢体,通达表里,贯穿上下,像网络一样分布全身,将人体的脏腑组织器官各部分联系成一个统一协调而稳定的有机整体。具有"行血气而营阴阳,濡筋骨,利关节"之功能。人体就是依赖它来运行气血,发挥营内卫外的作用,使脏腑之间及其与四肢百骸保持动态平衡,使机体与外界环境协调一致。当经络的正常生理功能发生障碍时,外则皮、肉、筋、脉、骨失养不用,内则五脏不荣,六腑不运,气血失调,不能正常发挥营内卫外的生理作用,则百病由此而生。经气是脏腑生理功能的动力,经气的盛衰,直接反映了脏腑功能的强弱。

推拿手法作用于体表的经络穴位上,可引起局部经络反应,起到激发和调整经气的作用,并通过经络影响到所连属的脏腑、组织、肢体的功能活动,以调节机体的生理、病理状况，达到百脉疏通，五脏安和，使人体恢复正常生理功能的目的。经络包含经脉、络脉、经筋和皮部。因此，推拿具有疏通经络的作用，意义非常广泛，在临床各科疾病的治疗中均有体现。所谓“经脉所至，主治所及”，就是这个道理。如搓摩胁肋可疏肝理气，使胁肋胀痛缓解；掐按合谷穴可止牙痛；按揉角孙穴可治疗头痛。其调整、疏通作用的大小，与推拿时手法操作的经络、穴位（或部位）的准确与否、手法作用时间的长短、刺激量大小等有明显的关系。又如风、寒、湿邪侵入人体，客阻经络，则产生肌肉酸痛，此属经络“不通则痛”，通过推拿手法治疗使风寒湿邪外达，经络疏通而痛消，此属“通则不痛”。故《素问·举痛论》说：“寒气客于背俞之脉则脉泣，脉泣则血虚，血虚则痛，其俞注于心，故相引而痛。按之则热气至，热气至则痛止矣。”《医宗金鉴》说：“按其经络，以通郁闭之气”。以上均说明了推拿的疏通经络作用。

三、行气活血

气血是构成人体和维持人体生命活动的基本物质，是脏腑、经络、组织器官进行生理活动的基础。气具有温煦和推动的作用，血具有营养和滋润的作用。气血周流全身，运行不息，促进人体的生长发育和新陈代谢。人体一切疾病的发生、发展，无不与气血相关。气血调和能使阳气温煦，阴精滋养；气血失和则皮肉筋骨、五脏六腑均失去濡养，以致脏腑组织等人体正常的功能活动发生异常，而产生一系列的病理变化。《素问·调经论》说：“血气不和，百病乃变化而生”。推拿具有调和气血，促进气血运行的作用。

其途径有三：第一是推拿对气血的生成有促进作用。推拿通过手法刺激可调节与加强脾胃的功能，即健运脾胃。脾胃有主管饮食消化和运输水谷精微的功能，而饮食水谷是生成气血的重要物质基础，故有脾胃是“后天之本”和“气血生化之源”之说，推拿可引起胃运动的增强，促进脾的运化功能，进而增强脾胃的升降，有利于气血的化生。第二是通过疏通经络和加强肝的疏泄功能，促进气机的调畅。气血的运行有赖于经络的传输，经络畅通则气血得以通达全身，发挥其营养组织器官，抵御外邪，保卫机体的作用；肝的疏泄功能关系着人体气机的调畅，气机条达舒畅，则气血调和而不致瘀滞。第三是通过手法的直接作用，推动气血循行，活血化瘀。推拿对气血运行的促进作用，是通过手法对体表经穴、部位的直接刺激，而使局部的毛细血管扩张，肌肉血管的痉挛缓解或消除，经脉通畅，血液循环加快，瘀血消除等实现的。

四、理筋整复

中医学中所说的筋又称经筋，是指与骨相连的肌筋组织，类似于现代解剖学中四肢和躯干部位的软组织，如肌肉、肌腱、筋膜、韧带、关节囊、腱鞘、滑液囊、椎间盘、关节软骨盘等软组织。因各种原因造成的软组织损伤，统称为筋伤或伤筋。筋伤后由筋连属的骨所构成的关节，亦必然受到不同程度的影响，产生"筋出槽、骨错缝"等有关组织解剖位置异常的一系列病理变化，出现诸如小关节紊乱、脱臼滑脱、不全脱位、关节错缝、椎间盘突出、肌肉或韧带、筋膜等部分纤维撕裂等症状。筋伤后，通过医师认真检查，从压痛点、形态、位置变化等，可以了解损伤的部位、性质。《医宗金鉴》中说："以手扪之，自悉其情。"同时，该文献记载了筋歪、筋断、筋翻、筋转、筋走等病理变化。目前对这些病证的治疗，有赖于推拿手法。

肌肉、肌腱、韧带完全断裂者，须用手术缝合才能重建，但部分断裂者则可使用适当的按、揉、推、擦等手法理筋，将断裂的组织抚顺理直，然后适当加以固定，这样可使疼痛减轻并有利于断端的生长吻合。肌腱滑脱者在疼痛部位能触摸到条索样隆起，关节活动严重障碍，若治疗不当，可转化为肌腱炎，产生粘连，须及时使用弹拨或推扳手法使其恢复正常。关节内软骨板损伤者，往往表现为软骨板的破裂或移位，以致出现关节交锁或肢体活动困难。通过适当的推拿手法可使移位嵌顿的软骨板回纳，解除关节的交锁，疼痛明显减轻。腰椎间盘突出症患者，由于突出物对神经根的压迫，继发无菌性炎症，每见下腰痛与下肢坐骨神经放射痛，致腰部活动受限，行走不便，运用适当的推拿手法，例如，牵引拔伸、一指禅推法、㨰法、按法、扳法、摇法等，改变突出物与神经根的位置关系，从而解除或减轻突出物对神经根的压迫或刺激，消除无菌性炎症，使疼痛减轻或消除。脊柱后关节紊乱患者，棘突常偏向一侧，关节突关节间隙常有宽窄改变，导致关节囊及邻近的韧带因受牵拉而损伤，运用推扳、斜扳、脊柱旋转复位及旋转拔伸复位法等，可整复紊乱。骶髂关节紊乱患者因关节排列紊乱，关节滑膜受到嵌顿挤压及局部软组织受牵拉，继发无菌性炎症而出现骶髂部剧烈疼痛或伴有坐骨神经痛，通过各种扳法及髋膝关节的屈伸等被动活动手法，将移位的关节整复，疼痛便随之减轻或消失。

总之，对筋伤、骨缝移位、紊乱等，可通过推拿的作用进行理筋整复，纠正解剖位置的异常，使各种组织各安其位，才能有利于软组织痉挛的缓解和关节功能的恢复。

第二章

推拿的诊断思路与诊断方法

第一节 诊断思路

中医学认为，人体是一个有机的统一整体，人体发病绝不是无缘无故的，事物之间有着因果关系和其他相互作用及联系。因此，在临床诊断中，不能用片面孤立的、静止不变的观点看待疾病，必须用普遍联系的、动态整体的观点来指导临床，才能获得对疾病本质的认识。在推拿科临床诊断中，常常遵循以下原则。

一、明病识证，病证结合

病和证的关系，表现在同一疾病可以有不同的证，称之为“同病异证”，如腰椎间盘突出症根据突出节段不同，反映在下肢的后侧表现为“足太阳膀胱经证”；反映在下肢外侧表现为“足少阳胆经证”；反映在大腿前面则表现为“足阳明胃经证”。又如头痛根据疼痛部位的不同分为太阳经证（后枕痛连及项背）、阳明经证（前额连眉棱骨痛）、少阳经证（颞部或一侧头痛）以及厥阴经证（巅顶痛）。而不同的疾病也可以有相同的证，正所谓“异病同证”，如腰椎间盘突出症、第三腰椎横突综合征、腰椎椎管狭窄症等疾病均可出现腰部及大腿外侧疼痛的“足少阳胆经证”。

“病证结合”“方证相应”是临床研究的重要途径。我国现行的医事制度，中医医院的临床诊断规范要求中医、西医双重诊断，既有中医病证、证候的内容，也要有西医的疾病诊断。若一种疾病在不同的发展阶段中出现不同的证候，即属“同病异证”。证不同则手法当有相异之处，方证相应则指证候是手法运用的依据，反过来治疗手法又是检验证候诊断是否正确的手段。中医临床用药主要是用方剂治病，方剂的潜能蕴藏于整合之中，针对全息病证，融合调节、对抗、补充，启动自组织、自适应、自稳态、自修复的整体功能，求得和谐自然的整合效应。

辨病是对中医辨证的必要和有益的补充，有利于进一步认识疾病的性质，有利于掌握不同疾病的特殊性及发展、转归。但在临证时切忌将辨证与辨病简单地对号入座，生搬硬套，如手指麻木不单见于神经根型颈椎病，还可见于胸廓出口综合征、腕管综合征、糖尿病周围神经病变、周围神经炎等疾病。而神经根型颈椎病不仅以颈项疼痛、手指麻木为主症，也可表现为上肢疼痛、无力，甚至出现肌肉萎缩等。

临床中还应注意中医疾病，必要时要辨清其中医病种归属。如中风就是一个中医病的概念，虽有中经络、中脏腑之分，但其基本病机总属阴阳失调、气血逆乱。推拿科治疗以本病的恢复期和后遗症期为主，因而其治疗当以舒筋通络为主，辅以祛瘀化痰、滋养肝肾、益气养血等方法。

推拿科临证时既要辨证，又要辨病。其中，辨病论证是认识和解决某一疾病过程中基本矛盾的手段；辨证论治是认识和解决某一疾病过程中主要矛盾的手段。因此，辨病与辨证是相辅相成的，在辨证的基础上辨病，在辨病的同时辨证，辨证与辨病相结合，有利于对疾病性质的全面准确认识，为治疗提供指导依据。中医学对许多疾病的诊断均以证为名，反映了辨证论治的诊疗体系和“同病异治”“异病同治”的基本精神，体现了中医治病的基本指导思想。证在广度方面涉及许多中医和西医的病，如腰痛是腰椎间盘突出症、腰肌劳损等骨伤科疾病，急、慢性肾盂肾炎，肾结石等泌尿系统疾病或者女性妇科疾病的主症。通过辨证就能突出疾病的主要矛盾，给予相应的治疗手段。尤其是在辨病较为困难的情况下，有时可通过辨证取得疗效。因此，辨证论治不但是中医，而且也是推拿认识和治疗疾病的根本手段。

二、审度病势，把握规律

疾病的过程是正邪斗争、此消彼长、不断变化发展的过程，疾病的每一个阶段都有不同的病理特点，必须把握其动态变化，才能更好地为分阶段治疗提供指导。

疾病的发生、发展受多方面因素的影响，如时令气候、地理环境等，尤其是患者的个体体质因素对疾病的影响更大。因此，在临床诊断疾病时，应该根据季节、气候、地区、患者的年龄、体质的不同特点而综合判断，具体包括因时制宜、因地制宜、因人制宜三方面。

四时气候的变化对人体的生理功能、病理变化都会产生一定的影响。即使一天之中，人体气血也会依经络循行有一定的流注顺序。因此，在病理状态下会出现“旦慧、昼安、夕加、夜甚”的时辰变化规律。故诊断时应该结合不同季节、不同时辰的特点，为治疗手法的选择、轻重或者用药的原则提供依据。如春夏季节，气候由温渐热，阳气升发，人体腠理疏松开泄，脉象稍浮、有力；而秋冬季节，气候逐渐寒凉，阴盛阳衰，腠理致密，阳气敛藏于内，此时脉象稍沉、迟，这些均应视为正常脉象。

临床诊断疾病时应考虑不同地区的地理环境是不同的，如我国西北地区，地势高而寒冷少雨，故其病多燥、多寒；而东南地区地势低而温热多雨，故其病多湿、多热。

临床诊断疾病时还应考虑患者的性别、年龄、体质、生活习惯的不同，如女性患者，必须注意经、带、胎、产的问题。年龄不同，其生理功能及病变特点也会不同。老年人生机减退，气血衰少，患病多以虚证为主，或正虚邪实。在体质方面，由于每个人的先天禀赋和后天摄养不同，个人素质有弱有强，以及偏寒偏热与素有宿疾的不同，辨证时均要考虑以上问题。

三、审症求因，把握病机

审症求因就是根据病证类型来探求疾病发生的根本原因，是辨证的重要内容。辨证求因就是在审察内外、整体察病的基础上，根据患者一系列的具体表现，加以分析综合，求得疾病的本质和症结所在，从而审因论治。所谓辨证求因的“因”，除了六淫、七情、饮食劳倦等通常的致病原因外，还包括疾病过程中产生的某些症结，即问题的关键，作为辨证论治的主要依据。这就要求医师根据患者临床表现出的具体证候，从而确定病因是什么、病位在何处、病程发展及病变机制如何。如患者自诉腰痛，我们还不能得出辨证结果，只有进一步询问疼痛部位、性质，是否疾病初起，最后检查舌脉等，才可以初步确定是肾虚腰痛还是寒湿腰痛或是瘀血腰痛。若是肾虚腰痛，还要进一步辨证到底是肾阴虚，还是肾阳虚。假如患者有腰膝酸软、疼痛，伴舌红苔少、口干、脉细数，就可知其腰痛为肝肾阴虚证，从而为治疗指明方向。由此可知，仔细地辨证，可对疾病有确切的认识，诊断就更为正确，在治疗上就能达到审因论治的较高境界。

《素问，阴阳应象大论》指出：“治病必求于本”，此处疾病之“本”指阴阳失调之类的病机。《丹溪心法》云：“此求其病机之说，与夫求其本，其理一也。”对于中医学而言，病机就是对疾病本质的高度概括。为了通过辨别分析症状以达到准确把握病机的目的，必须掌握以下三方面：首先，要客观、全面地辨别、分析疾病的各种临床症状，既要排除假象，又不可抓住一点而忽略其他临床表现；其次，要在理解诸症各自机制的基础上，进一步厘清它们之间的内在联系，分清主次，突出重点；最后，联系与证候相关的其他因素进行综合分析、判断，如病证发生的季节与地区，病证发生后的演变过程，患者的体质特点以及生活嗜好等。只有经过严密的辨证思维，才能准确地把握病机，进而确定其证候。一般来说，证候类型常常以病机命名，证的确定建立在对病机认识的基础之上，所以，求本的过程也就是辨证的过程，二者名异实同，都体现了中医诊断的原则和特色。

四、注重引进诊断新技术

在中医辨证的基础上，临床诊断疾病时还要注重与西医技术的结合。筋伤诸疾的中医治法丰富而有效，西医诊断准确而方便。临床上注意两套医学理论及方法的结合应用。在中医手法配合中药治疗筋伤疾病的基础上，重视西医学检查设备的应用和参考。伤科四诊，目之所至终不及影像检查；手之所触也可参考明确解剖。中医虽擅长治疗本类疾病，循经治疗往往也能起到较好疗效，但以解剖为辅，治疗顺应肌肉筋骨，也是临床需要。治病不应拘泥于中西之辨而导致诊治选法有所偏颇，一切应当以治病为要，缓解病情是为根本，治疗方法只为工具，切不可因方法选择而贻误病机，舍本求末而耽误病情。

五、预后转归

预后是指疾病发生后，对将来发展为各种不同后果，如痊愈、复发、恶化、伤残、并发症和死亡等情况的预测或事前估计。通常以概率表示，如治愈率、复发率、五年生存率等。医师、患者及家属都迫切地需要了解疾病的预后情况，医师对疾病的预后情况，不仅对选择治疗方案有重要意义，而且可以回答患者及家属提出的各种问题，加强医患之间的沟通，避免医患矛盾的发生。然而，要对预后做出客观的估计与判断，尽可能使预后的结果接近患者的实际结局，有时有一定的难度。

不同疾病的预后影响因素可能相同、部分相同或完全不同。影响疾病预后的因素复杂多样，包括患者的身体状况、疾病性质、病程、临床类型、病情、诊断时间、治疗方法、医疗条件、医疗保险制度、经济状况、家庭关系等，涉及生物、社会和心理等，以及尚待研究的其他未知因素。年龄这个因素对不同疾病的预后影响不同，如感染性疾病，年龄大的患者发生严重并发症甚至死亡的概率明显高于年轻人，即年龄越大，预后越差；而癌症，年轻患者恶性程度往往较高，生存期较短，年龄越大的患者生存期相对较长。

第二节　诊断方法

一、辨病诊断

疾病是在病因作用下，正邪斗争、阴阳失调所引起的具有特定发展规律的病变全过程，具体表现为若干特定的症状和不同阶段前后衔接的证候。

辨病是对疾病的病种做出判断，即做出病名诊断。疾病的病名是对该病全过程的特点与规律所做出的概括与抽象定义。

临床诊断是医师对疾病进行预防和治疗的重要依据，同时也是防治疾病的前提。诊断的过程就是医师透过现象看本质，从感性认识提高到理性认识的过程。诊断的过程分为 3 个步骤：资料的收集、资料的整理及正确的诊断。这三者是互相联系的，又是相辅相成的。只有诊断明确，治疗才能有效。想要做出正确的诊断就必须熟练掌握和正确运用各种诊断方法，如病史采集、体格检查及各种辅助检查。

在推拿临床中，掌握好推拿常用检查方法是我们对疾病做出正确判断的基本要求，也是我们正确运用推拿手法对疾病实施治疗的前提。在检查前要求遵循“无病推定”的原则，要仔细全面，不能落项，不要漏诊或误诊。它要求我们要全面学习和掌握手法查体技巧，必要时结合辅助科室检查结果，尽可能全面地获得病情资料，分清主次，从而对患者做出正确的临床诊断。

在学习当中，要尽可能地全面掌握各种基本检查方法。基本检查方法的目的是让我们全面了解患者的基本信息，包括患者的一般状况、各关节活动度、压痛点和某些特异性临床体征，为做出正确诊断提供尽可能多的资料。检查时须认真仔细，按一定的顺序逐个检查，防止漏项。特殊检查能够对疾病起到特异性诊断的作用，是临床诊断的重要依据。在实施特殊检查时，目的要明确，正确掌握和运用检查方法和实施检查的步骤。

（一）物理学检查的基本原则

1.全身状况

人体作为一个整体，不能只注意检查局部而忽略整体及全身情况。尤其是多发性创伤（头昏）的患者，往往骨折、脱位、伤口出血表现得明显急迫，如果只注意局部骨折、脱位情况，而忽略了内出血、胸、腹、颅内等情况，就会漏诊。所以，一定要注意外伤患者的生命体征，争取时间而不至于延误病情，做到准确及时地诊断和治疗。

2.检查顺序

检查者对每一部位都要建立一套完整的检查程序和顺序，这样可以避免忽略某些症状或体征。推拿科主要采取的物理检查是望、触、叩、听、嗅、动、量等综合检查，检查时可按照以上顺序进行。对全身各系统、各局部的检查也要遵循一定的顺序，这可根据检查者自身的经验或不同情况来确定。如急症患者应先检查症状、体征明显的部位，而后再遵循习惯的顺序完成整个检查。如门诊或住院患者可按检查者习惯，先四肢后脊柱、神经检查等。

3.由局部到全身

由局部物理检查而逐渐扩展到全身。既注意局部、体征明显的部位，又不放过全身其他部位的病变及其他有意义的变化。如膝关节的疼痛可能源于腰或髋的疾病。手指麻木可能是由颈椎病、糖尿病周围神经病变引起。

4.充分暴露

室内光线要充足，病变部位要充分暴露，必要时对侧也需要暴露，以便观察局部的肿胀、隆起、凹陷、畸形等体征。

5.双侧对比

四肢和躯干是两侧对称的，检查时应该将患侧和健侧对比观察。如检查外形是否对称，有无膨隆、肿胀、凹陷，两侧长短、粗细、肤色是否一致等情况。

6.手法轻柔

检查者在检查前，应通过自己的言语、表情和姿态与患者沟通，取得信任并使患者放松。检查手法要轻柔，可先由健侧开始检查。当某一部位疼痛严重时，先检查距离疼痛部位较远处，而后逐渐接近患处。手法要由轻到重，避免引起患者的防御性反应，影响检查效果。

7.多体位检查

多体位检查包括站立、行走、坐位、仰卧位、俯卧位、侧卧位、截石位等体位。如腰椎管狭窄症患者查体，应在患者行走一段时间并出现自觉症状后再行检查，更能准确地反映病变情况。

8.反复检查

有些疾病，特别是神经系统定位，应反复检查。尤其是颈椎病或颈椎管狭窄症患者，应由不同人、在不同时间反复检查。

9.综合分析

物理学检查只是一种诊断方法,必须结合病史、辅助检查及化验结果等各种信息,综合分析,才能做出诊断。任何疾病的发展过程中,其症状、体征并非一成不变,同一症状、体征在不同阶段其表现和意义也各不相同。必须综合考虑病史、物理检查、辅助检查(化验、各种影像学检查、电生理检查、内镜检查、病理检查等)做出诊断。

(二)物理学检查基本方法

1.望诊

望诊又称视诊,是利用视觉在适合的光线(自然光)下,观察有无皮疹、发绀、出血点或黄疸等,侧面光对观察肿瘤轮廓较为清楚。充分暴露检查部位,必要时对侧也需要暴露,以作对比。观察患者全身及局部状况,此外,必要时还可借助内镜进行观察。

(1)全身情况。观察患者一般健康状况、营养、发育、意识状态、面色、面容及表情、体型、皮肤色泽、出汗程度、毛发分布、有无色斑、丛毛、静脉曲张等。

(2)局部观察。①静态观察:从不同角度(前面、后面、侧面)观察患者在不同体位(站立、坐位、平卧、侧卧等)下,两侧是否对称,脊柱生理弯曲是否改变,肢体的力线、夹角、轴线等情况。注意以下几个方面。皮肤:注意皮肤色泽(发红、发绀、苍白、黄染、色素沉着、色素脱失)、湿度与出汗、弹性、皮疹、皮肤脱屑、出血点与紫癜、水肿、创面(瘢痕、溃疡、窦道、肉芽、分泌物及周围情况)、皮肤纹理及毛发分布。肿胀或膨隆:注意肿胀处皮肤是否发红、静脉是否曲张等。注意肿胀范围,是以关节为中心的肿胀还是以某个部位为主的肿胀。注意膨隆的部位、大小、范围等。肢体周径变化:注意有无肌肉肥大、肌肉萎缩,有些神经病变可以导致肌肉萎缩,其他疾病也可能造成肌肉萎缩。畸形:创伤导致的畸形为骨科专有体征。如骨折造成的成角、短缩、旋转等畸形,关节脱位与半脱位造成的畸形等。脊柱因创伤或骨病等均可造成侧弯或前、后弯曲的畸形。先天发育或代谢性骨病造成的扁平足、马蹄足和内外翻等畸形。注意观察畸形的部位、特征。②动态观察:是利用患者主动或者被动活动来观察影响关节活动的各种组织功能及病变情况的一种检查方法。检查时结合听诊,当肢体活动时发出异常声音并伴有症状时,诊断意义较大。

2.触诊

在运动系统中主要是对骨、关节、肌肉、肌腱、韧带进行触诊。特别注意压痛和肿块的位置、形态、深度、大小、质地、表面、波动、震颤、搏动与周围组织的关系及移动度的感知。触诊时应根据患者体位和需检查的部位而定。仰卧时，检查者应位于患者右侧，坐位时应位于患者正面或侧方。触诊时先由健侧向病变区逐一触诊，由病变外周向病变中央逐步触诊。检查时要耐心指导患者，配合检查者做好动作，先轻后重、由浅而深、准确定位，避免患者的防御性反应，影响触诊效果。触诊可进一步验证望诊所见，又可以发现望诊不能发现的体征，为慎重起见应反复核实。

(1)压痛：检查压痛时，应先让患者指明疼痛部位及范围，检查者用手从病变外周向中央逐步触诊。应先轻后重、由浅入深，注意压痛部位、范围、深浅程度、有无放射痛等，并注意患者的表情和反应。判断压痛的范围是否准确，应在一定区域做多次多处按压，如压痛部位不再变化，则定位意义较大。

(2)皮肤：检查皮肤出汗程度、湿度、温度、弹性。皮疹在触诊时要体会其是平坦还是隆起，隆起于皮肤表面的皮疹是细颗粒感还是不规则隆起，按压皮疹是否褪色，有无瘙痒或者脱屑。皮肤水肿是黏液性水肿还是象皮肿。皮下结节检查时应注意结节的部位、大小、硬度、活动度、有无压痛。瘢痕检查时注意其坚硬程度、质地是否均匀、与深部组织有无粘连。

(3)肿块：检查肿块的位置、深浅、大小、形状(圆形、椭圆形、分叶状、不规则状)、范围、表面是否光滑、质地、有无压痛、波动、搏动、与周围组织关系、有无浅表静脉曲张，并注意有无局部和全身淋巴结肿大。

(4)畸形：检查时注意畸形是先天性还是后天性，手法复位后畸形是否会消失及患者的反应。

(5)异常感觉：如骨擦感、骨擦音、皮下捻发感、肌腱弹响、厚韧的关节囊的感觉。

(6)动、静脉触诊：触诊动脉搏动的有无，结合局部皮温和色泽，可判断血管是否有损伤。触诊静脉的充盈度。

3.叩诊

叩诊可分为直接叩诊和间接叩诊。直接叩诊是指用手指直接叩击或用手掌直接拍击被检部位，分别称为指诊法或掌诊法。指诊法不如拍诊法灵敏、准确，在使用上有限制。叩击时，被叩部位在一定程度内的组织振动所产生的声响称为叩击音。

(1)局部叩击痛：检查时局部叩击引起疼痛，常表明病变位置比较深。

(2)纵轴叩击痛：沿肢体纵轴叩击，受伤部位出现疼痛，提示可能会有骨折。

4.听诊

(1)骨擦音:骨折断端相互摩擦时发出的粗糙的声音。

(2)肌腱运动时的声音,如弹响。

(3)关节运动时的声音,如弹响、摩擦音等。要注意声音的部位、大小、性质。

5.嗅诊

嗅诊是利用鼻的嗅觉来辨别患者呼出或者身上散发出来的气味的一种检查方法。如不同病原微生物感染时伤口发出的气味不同。

6.动诊

(1)关节运动检查:检查时要与对侧进行对比。关节运动的特点体现于运动的灵活性和稳定性。关节的动诊检查分为主动运动和被动运动。一般先检查主动运动,后检查被动运动。在关节主动运动时,要注意关节运动的方式、活动范围、动作的连贯程度和伴随的声音。关节的被动运动分为两大类:一是与关节主动运动方向一致的被动运动,其活动范围可稍大于该关节主动运动的范围;二是检查者沿四肢纵轴方向牵拉或在侧方回旋挤压该关节,以观察是否引起疼痛或有异常活动。在被动运动中受到牵拉的组织主要是肌肉、韧带、关节囊等。被挤压的组织主要是骨、关节面、关节盘、神经根等。检查者需根据骨、关节及其附属结构的解剖和生物力学特点来判断病变的位置。

(2)肌肉运动检查:主要检查引起关节运动的肌肉的收缩能力,拮抗肌活动的协调性,局部感兴趣的肌肉活动时肌腱的走行,以及被动运动肢体时肌张力的变化。

7.量诊

量诊是利用工具测量肢体的长度和周径、关节的活动范围、肌力和感觉障碍区等。

(1)肢体长度测量:用于辨别骨缩短或者增长的程度。检查时应使两侧肢体处于对称位置,利用骨性标志测量肢体的长度,然后两侧进行比较。测量方法误差由大到小、操作由简到繁,分别为目测法、皮尺测量法和X线测量法。

(2)肢体周径测量:用于辨别肢体有无萎缩或肥大。检查时选两侧肢体相对应的同一平面,用皮尺测量后对比。

(3)关节活动范围测量:先检查健侧,再检查患侧,先主动活动后被动活动。目测时可让患者做几个动作,如肩关节旋转360°;肘关节屈伸;屈肘时前臂旋前、旋后;手握拳、伸掌;下肢下蹲;头前屈、后仰、左右旋转;弯腰、后伸等。目前常用的是“肢体中立位0°法”,即以肢体关节中立位为0°角,测量该关节在其屈伸、收展、内外旋等各运动平面的两个相反方向的活动角度。注意在测量肩关节和髋关节时要固定肩胛骨和骨盆，手指由于关节多，故多采用总测法。

（4）肌力测量：用于测量肌肉的瘫痪程度。令患者采取某一特定的体位和姿势，使不检查的肌肉放松，固定受检肌肉附着的肢体的一端，让患者收缩某一肌肉，在肌肉的另一附着端产生某一动作，并尽可能达到最大范围，此时检查者根据情况施加或改变阻力，用手触摸受检肌肉并观察肢体主动运动的范围和力量，从而判断该肌肉的收缩功能。

（5）感觉障碍区检查：用不同的工具（棉签、针头、冷或热的物体）检查不同神经支配区域的皮节。常见的感觉有浅感觉（痛觉、温度觉、触觉）、深感觉（关节觉、振动觉）、复合感觉（皮肤定位觉、两点辨别觉、实体辨别觉、体表图形觉）等。

二、辨证诊断

证候是疾病发生和演变过程中某一阶段病理本质的反应，它以一组相关的症状和体征为依据，不同程度地揭示出患者当前的病机（由病邪、病位、病性、病势等综合而成）。

辨证是在中医理论指导下，对四诊收集到的病情资料进行辨别、分析、综合，判断其证候类型的思维过程，即确定患者现阶段属于何证的过程。它是将患者周围环境、体质强弱与疾病规律综合考虑的一种诊断方法，具有整体、动态和个体的特色。

历代医家通过长期临床实践，逐渐发展形成病因辨证、气血津液辨证、经络辨证、脏腑辨证、六经辨证、卫气营血辨证、三焦辨证等。这些辨证方法，虽有各自的特点和侧重，但在临床应用中是可以相互联系、互相补充的。其中病因辨证着重从病因角度去辨别证候，是外感病辨证的基础。脏腑辨证主要应用于杂病，是各种辨证的基础。六经辨证、卫气营血辨证和三焦辨证主要是运用于外感热病。经络辨证、气血津液辨证是与脏腑辨证密切相关、相互补充的辨证方法。

经络辨证与脏腑辨证互为补充，二者不可截然分开。脏腑辨证侧重于阐述脏腑功能失调所出现的各种症状，而经络病证则主要是论述经脉循行部位出现的异常反应，对其所属脏腑辨证论述较为简略，是脏腑辨证的补充，对临床各科，特别是针灸、推拿等治疗具有重要意义。

在推拿科临床中，主要运用经络辨证和气血津液辨证等辨证方法。

（一）经络辨证

经络辨证是以经络学说为理论依据，对患者的若干症状、体征进行分析综合，以判断病属何经、何脏、何腑，从而进一步确定发病原因、病变性质、病理机制的一种辨证方法，是中医诊断学的重要组成部分。

经络是人体经气运行的通道，又是疾病发生和传变的途径。其分布周身，运行全身气血，联络脏腑肢节，沟通上下内外，使人体各部相互协调，共同完成各种生理活动。故当外邪侵入人体，经气失常，病邪会通过经络逐渐传入脏腑；反之，如果内脏发生病变，同样也循着经络反映于体表，在体表经脉循行的部位，特别是经气聚集的腧穴之处，出现各种异常反应，如麻木、酸胀、疼痛，对冷热等刺激的敏感度异常，或皮肤色泽改变，或见脱屑、结节等。如《素问·脏气法时论》："肝病者，两胁下痛引少腹……肺病者，喘咳逆气，肩背痛"。

胁下、少腹、肩背，便是该脏经络循行之处。正由于经络系统能够有规律地反映出若干证候，因此临床可根据这些证候，用经络辨证的方法，以进一步确定病变的性质及其发展趋势。

1.十二经脉病证

十二经脉包括手足三阴经和手足三阳经。它们的病理表现有 3 个特点：一是经脉受邪，经气不利出现的症状与其循行部位有关。如膀胱经受邪，可出现颈肩部、腰背、足跟等处疼痛；二是与经脉特性和该经所属脏腑的功能失调有关。如肺经为十二经之首，易受外邪侵袭而致气机壅塞，故见胸满，咳喘气逆等肺失宣降的症状；三是一经受邪常影响其他经脉，如脾经患病可出现胃脘疼痛，食后作呕等胃经病证。可见十二经病症是有一定规律可循的，掌握其规律和特点，便可以帮助我们推求出病因病机与病名，更好地指导临床。

(1)手太阴肺经病证：是指手太阴肺经经脉循行部位及肺脏功能失调所表现的临床证候。肺主气，司呼吸、连喉系，属于太阴经，多气多血，每天寅时(03:00—05:00)周身气血注于肺。①临床表现：肺胀，咳喘，胸部满闷，缺盆中痛，肩背痛，或肩背寒，少气，洒淅寒热，自汗出，臑或臂内前廉痛，常发热，小便频数或色变等。②证候分析：肺者生气之源，其脉循胃口上膈属肺。肺合皮毛，肌表受邪，内传于肺，失其宣降，致胸闷胀满，咳喘气逆；缺盆为十二经通络，与肺接近，肺气不畅，故见疼痛；肺经行于肘臂间，其经气不利，则肩背及臑臂内侧前缘疼痛，掌中热；邪客于肌表，卫气郁闭，故恶寒发热；腠理不固，则汗出；外邪入里化热，或肺经有热，则可见烦渴、咽干；肺为肾母，邪伤其气，故小便频数或色变。

(2)手阳明大肠经病证：是指手阳明大肠经经脉循行部位及大肠功能失调所表现的临床证候。大肠禀燥化之气，主津液所生的疾病，属手阳明经，每天卯时(05:00—07:00)周身气血注入大肠。①临床表现：齿痛，颈肿，咽喉肿痛，鼻衄，目黄口干，肩臂前侧疼痛；拇、示指疼痛、活动障碍。②证候分析：手阳明大肠经的支脉，从缺盆上贯颊入齿，故病则齿痛、颈肿、咽喉肿痛，大肠经之别络达目，邪热炽盛，则目黄口干；热盛迫血妄行，故鼻衄；病邪阻滞经脉，气血不畅，则肩臂前侧疼痛；拇、示指疼痛及活动障碍，均为本经经脉所及的病变。

(3)足阳明胃经病证：是指足阳明胃经经脉循行部位及胃腑功能失调所表现的临床证候。脾与胃相连，以脏腑而言，均属土；以表里而言，脾阴而胃阳；以运化而言，脾主运而胃主化。足阳明胃经多气血，每天辰时(07:00—09:00)周身气血注于胃。①临床表现：壮热、汗出、头痛、颈肿、咽喉肿痛、齿痛，或口角㖞斜，鼻流浊涕；或鼻衄，惊惕狂躁；或消谷善饥，脘腹胀满；或胁腹肿痛，胸乳部、腹股部、下肢外侧、足背、足中趾等多处疼痛，足中趾活动受限。②证候分析：胃经多气多血，受邪后易从阳化热，则见里实热证。里热内盛则壮热；邪热迫津外出致汗出；胃火循经上炎，则见头痛、颈肿、咽喉肿痛、齿痛，口唇疮疹；若风邪侵袭，可见口角㖞斜，鼻流浊涕；热盛迫血妄行，则鼻衄；热扰神明，则惊惕发狂而躁动，胃火炽盛，致消谷善饥；胃病及脾，中焦气阻，则脘腹胀满；胃经受邪，气机不利，则所循行部位如胸乳部、腹股部、下肢外侧、足背、足中趾等多处疼痛，且活动受限。

(4)足太阴脾经病证：是指足太阴脾经经脉循行部位及脾脏功能失调所表现的临床证候。脾为胃行其津液，为十二经脉的根本，属足太阴经，主血少气旺，每天巳时(09:00—11:00)周身气血注于脾。①临床表现：舌本强、食则呕、胃脘痛、腹胀善噫，得后与气则快然如衰，身体皆重。舌本痛，体不能动摇，食不下，烦心，心下急痛、溏泻、癥瘕、泄泻、水闭、黄疸，不能卧，股膝内肿厥，足大趾不用。②证候分析：脾经血少气旺，如果经气发生变动，因其脉连舌本，所以发生舌根强硬的现象。脾病失运，所以食则呕，胃脘痛，腹胀。若阴盛而上走阳明，故气滞而为嗳气；得后与气则快然如衰者，为脾气得以输转而气通，所以矢气或大便后腹胀和嗳气就得以衰减或暂时消除。脾主肌肉，湿邪内困，故身体皆重。脾不健运，筋脉失养，则舌本痛，肢体关节不能动摇。足太阴之脉，上膈注心中，故为烦心，心下急痛。脾经有寒，则为溏泄；脾经有郁滞则为癥瘕。脾病不能制水则为泄，为水闭，为黄疸，不能卧。足太阴脾经起于大趾，上膝股内前廉，故为肿为厥，为大趾不用等病。

(5)手少阴心经病证：是指手少阴心经经脉循行部位及心脏功能失调所表现的临床证候。手少阴心经少血多气，十二经之气皆感而应于心，十二经之精皆供而养心，故为生之本，神之居，血之主，脉之宗。每天午时(11:00—13:00)周身气血注于心。①临床表现：心胸烦闷疼痛、咽干、渴而欲饮、目黄、胁痛、臑臂内侧后缘痛厥，掌中热。②证候分析：心属火脏，故心经病变多见热证。心火内盛，则心胸烦闷疼痛；本经的支脉从心系上挟于咽部，故心火上炎，心阴耗损，则咽干，渴而欲饮；手少阴支脉系于目系，又出于胁下，故目黄胁痛。心脉又循臑臂内侧入掌中，故而可见臑臂内侧后缘痛和掌中发热之征。

(6)手太阳小肠经病证：是指手太阳小肠经经脉循行部位及小肠功能失调表现出的临床证候。小肠为受盛之官，化物所出，与心为表里，居太阳经，少气多血。每天未时(13:00—15:00)周身气血注于小肠。①临床表现：耳聋、目黄、咽痛；肩似拔、臑似折。颈项肩臑肘臂外后廉痛。②证候分析：小肠经属阳，其病多热。小肠经支脉从缺盆循颈上颊，至目锐眦，即入耳中，故出现耳聋、目黄、咽痛；肩似拔，臑似折，乃由于手太阳之脉循臑外后廉出肩解绕肩胛，交肩上的缘故。热邪侵袭小肠经脉，则肩、肘、臂外侧后缘等处疼痛。

(7)足太阳膀胱经病证：是指足太阳膀胱经经脉循行部位及膀胱功能失调所表现的临床证候。膀胱为州都之官，藏津液，居太阳经，少气而多血。每天申时(15:00—17:00)周身气血俱注于膀胱。①临床表现：发热，恶风寒，鼻塞流涕，头痛，项背强痛；目似脱，项如拔，腰似折，腘如结，踹如裂；癫痫、狂证、疟疾、痔疮；腰脊、腘窝、腓肠肌、足跟和小趾等处疼痛，活动障碍。②证候分析：膀胱经行于背部，易受外邪侵袭。邪客体表，卫阳郁滞，是故发热，恶风寒，鼻塞流涕。本经脉上额交巅入络脑，是故头痛，项背痛；又因足太阳经起目内眦，还出别下项、抵腰中、过髀枢、下合腘中、贯踹内，故本经有病，眼珠疼痛得好像要脱出一样，颈项好像被人拉拔一样，腰好像要折断一样，膝弯部位好像被结扎一样不能弯曲，踹部(即小腿肚)像撕裂一样疼痛，股关节屈曲不利，其所过部位均疼痛，足小趾不能随意运动；热邪极盛则发生癫痫、狂证、疟疾；热聚肛门，气血壅滞，则酿生痔疮。

(8)足少阴肾经病证：是指足少阴肾经经脉循行部位及肾脏功能失调所表现的临床证候。肾脏藏精主水，属阳气初转，阳气乍生的少阴。足少阴肾经，多气而少血。每天酉时(17:00—19:00)周身气血俱注于肾。①临床表现：面黑如漆柴，头晕目眩；气短喘促，咳嗽咯血；饥不欲食，心胸痛，腰脊下肢无力或痿厥，足下热痛；心烦，易惊，善恐，口热舌干，咽肿。②证候分析：肾虽属阴，内藏元阳，水中有火；肾又为五脏之本，则易影响其他脏腑而出现寒热错杂、虚实相兼的证候。肾主水，水色黑、肾精亏损，不能上荣于面，故见面黑如漆柴，头晕目眩；金水相生，肾虚子病及母，故咳喘有血或气促而喘。肾阴不足，虚火上犯于胃，致饥不欲食；心肾不交，故心烦，易惊、善恐；病邪阻滞肾经，则腰脊下肢无力或痿厥，足下热痛。

(9)手厥阴心包经病证:是指手厥阴心包经经脉循行部位及心包络功能失常所表现的临床证候。心包络为心之宫城,位居相火,代君行事属于厥阴经,少气而多血。每天戌时(19:00—21:00)周身气血俱注于心包经。①临床表现:手心热,臂肘挛急,甚则胸胁支满,心烦,心悸,心痛,喜笑不休,面赤目黄等。②证候分析:心包为心之外围,内寄相火,其病多见热证,并往往影响到心。手厥阴之脉起于胸中,循胸出胁,入于掌中,故其所循行的部位发生病变,引起手心热,上肘部挛急,胸胁支满;气血运行不畅,则心悸,心痛;神魂不宁,则心烦甚或喜笑不休;心火上炎,故目赤目黄。

(10)手少阳三焦经病证:是指手少阳三焦经经脉循行部位及三焦功能失调所表现出的临床证候。三焦为人体水谷精微生化和水液代谢的通路,总司人体的气化,属手少阳经,少血多气。每天亥时(21:00—23:00)周身气血注于三焦。①临床表现:耳聋,心胁痛,目锐眦痛,颊部耳后疼痛,咽喉肿痛,汗出,肩肘、前臂痛,小指、示指活动障碍。②证候分析:三焦之脉上项系耳后,故本经受邪,热邪上扰,则见耳聋,三焦出气以温肌肉、充皮肤,故为汗出。三焦是主气所生病者,气机抑郁,则心胁不舒而痛,肩肘、前臂疼痛,小指、示指活动障碍,都是由于经脉循行之处,经气不利所引起。

(11)足少阳胆经病证:是指足少阳胆经经脉循行部位及胆腑功能失常所表现的临床证候。胆为中精之府,十一经皆取决于胆,属足少阳经,多气少血。每天子时(23:00—01:00)周身气血注于胆。①临床表现:口苦、善太息,心胁痛不能转侧,甚则面微有尘,体无膏泽,足外反热。头痛颔痛,缺盆中肿痛,腋下肿,马刀侠瘿,汗出振寒为疟,胸、胁、肋、髀、膝外至胫,绝骨外踝前及诸节皆痛,足小趾、次趾不用。②证候分析:胆经为人体气机出入之枢纽,邪客于此,气机失常,则见胆液外溢而口苦,胆郁不舒,故善太息。足少阳之别,贯心循胁里,故心胁痛不能转侧;足少阳之别散于面,胆木为病,故面微有尘,体无膏泽。少阳属半表半里,阳胜则汗出,风胜则振寒而为疟。其他各证,皆为其经脉所及、经气不利而成。

(12)足厥阴肝经病证:是指足厥阴肝经经脉循行部位及肝脏功能失调所表现的临床证候。肝主藏血,主疏泄,属足厥阴经,少气而多血。每天丑时(01:00—03:00)周身气血注于肝。①临床表现:腰痛不可俯仰,面色晦暗,咽干,胸满,腹泻,呕吐,遗尿或癃闭,疝气或妇女少腹痛。②证候分析:足厥阴的支脉与别络,和太阳、少阳之脉,同结于腰踝下中部下部之间,故病则为腰痛不可俯仰。肝血不足，不能上养头面，致面色晦暗；肝脉循喉咙之后，上入颃颡，上出额，其支者从目系下颊里，故病则咽干。肝经上行夹胃贯膈，下行过阴器抵少腹，故病则胸满，呕吐，腹泻，遗尿或癃闭，疝气或妇女少腹痛等。

2.奇经八脉病证

奇经八脉为十二正经以外的八条经脉，除其本经循行与体内器官相连属外，并通过十二经脉与五脏六腑发生间接联系，尤其是冲、任、督、带四脉与人体的生理、病理都存在着密切的关系。奇经八脉具有联系十二经脉，调节人体阴阳气血的作用。分言之，督脉总督一身之阳；任脉总任一身之阴；冲脉为诸脉要冲，源起于气冲；带脉状如腰带，总束诸脉；阳跷为足太阳之别脉，司一身左右之阳；阴跷为足少阴之别动脉，司一身左右之阴；阳维脉起于诸阳会，阴维脉起于诸阴交，为全身纲维。故人体脏腑经络有病通过奇经八脉表现出来。

(1)督脉病证：是指督脉循行部位及与其相关的脏腑功能失调所表现的临床证候。督脉起于会阴，循背而行于身之后，为阳脉的总督，故又称为“阳脉之海”，其别脉和厥阴脉会于巅，主身后之阳。①临床表现：腰骶脊背痛，项背强直，头重眩晕。大人癫疾，小儿风痫。②证候分析：脉起于会阴，并于脊里，上风府、入脑、上巅、循额，故病邪阻滞督脉，经气不利，故腰骶脊背痛，项痛强直；督脉失养，脑海不足，故见头晕头重；若阴阳之气错乱，则可出现大人癫疾和小儿风痫。

(2)任脉病证：是指任脉循行部位及与其相关脏腑功能失调所表现的临床证候。任脉起于中极之下，循腹而行身之前，与冲脉主身前之阴又称“阴脉之海”。任脉又主胞胎。①临床表现：脐下、少腹阴中疼痛，男子内结七疝，女子带下癥瘕。②证候分析：任脉主阴，易感寒邪，寒凝于脉，血行不畅，则脐下，少腹及阴中疼痛；任脉固主血前之阴，阴凝寒滞，气血瘀阻，则见男子疝气、女子带下癥瘕积聚。

(3)冲脉病证：是指冲脉循行部位及其相关脏腑功能失调所表现的临床证候。冲脉起于气街，与少阴之脉挟脐上行，有总领诸经气血的功能，能调节十二经气血，故又称为“血海”“经脉之海”，与任脉同主身前之阴。①临床表现：气逆里急，或气从少腹上冲胸咽、呕吐、咳嗽；男子阳痿，女子经闭不孕或胎漏。②证候分析：冲为经脉之海，由于冲脉之气失调，与足阳明之气相并而上逆，气不得降，故出现气从少腹上冲胸、咽、呕吐、咳嗽等症；冲为血海，与任脉共同参与生殖功能，冲任失调或气血不充，致男子阳痿、女子经闭不孕等。

(4)带脉病证：是指带脉循行部位及其相关脏腑功能失调所表现的临床证候。带脉起于季胁，绕腰一周，状如束带，总约十二经脉及其他七条奇经。①临床表现：腰酸腿痛，腹部胀满，赤白带下，或带下清稀，阴挺、漏胎。②证候分析：带脉环腰，总束诸脉，人身冲任二脉，与阳明合于宗筋，会于气街，皆属于带脉，而络于督脉，则太冲所以能够上养心肺，须赖带脉以主持之，而人身之气所以能上下流行，亦赖带脉为关锁。带脉经气不利，故出现腰酸腿痛；中气不运，水湿困阻于带脉，则腹部胀满，带下清稀量多；带脉气虚，不能维系胞胎，则见阴挺、漏胎。

(5)阳跷、阴跷脉病证：是指阳跷、阴跷脉循行部位及其相关脏腑功能失调所表现的临床证候。阴跷主一身左右之阴，阳跷主一身左右之阳，均起于眼中。跷脉左右成对，均达于目内眦，有濡养眼目，司开合的作用。①临床表现：阳跷为病，阴缓而阳急；阴跷为病，阳缓而阴急。阳急则狂走，目不昧；阳跷急则阴厥。②证候分析：阳跷、阴跷二脉均起于足跟，阳跷循行于下肢外侧，阴跷循行于下肢内侧，二者协调关节，有保持肢体动作矫捷的作用。如某侧发生病变，则经脉拘急，另一侧则相对弛缓。两脉均达于目内眦，故阳跷患病，阳气偏亢则目内眦赤痛，或失眠而狂走；阴跷患病；阴寒偏盛，寒盛则下肢厥冷。

(6)阳维、阴维病证：是指阳维、阴维二脉循行部位及其相关脏腑功能失调所表现的临床证候。阳维起于诸阳之会，阴维起于诸阴之交，分别维系三阳经和三阴经。①临床表现：阳维为病苦寒热，阴维为病苦心痛。若阴阳不能自相维系，则见精神恍惚，不能自主，倦息乏力。②证候分析：人身阳脉统于督，阴脉统于任，而诸阳诸阴之散见而会者，又必有经脉以维系而主持之，二维脉有维系阴阳的功能。阳维脉起于诸阳会，以维系诸阳经，由外踝而上行于卫分，故阳维脉受邪，可见发热、恶寒；阴维脉起于诸阴交，以维系诸阴经，由内踝而上行于营分，故阴维脉受邪，则见心痛。若二脉不能相互维系，阴阳失调，阳气耗伤则倦怠无力，阴精亏虚则精神恍惚，不由自主。

(二)气血津液辨证

气血津液辨证是运用脏腑学说中气血津液的理论，分析气、血、津液所反映的各科病证的一种辨证诊病方法。

由于气血津液都是脏腑功能活动的物质基础，而它们的生成及运行又有赖于脏腑的功能活动。因此，在病理上，脏腑发生病变，可以影响到气血津液的变化；而气血津液的病变，也必然要影响到脏腑的功能。所以，气血津液的病变是与脏腑密切相关的。气血津液辨证应与脏腑辨证相互参照。

1.气病辨证

气的病证有很多，如《素问·举痛论》说："百病生于气也。"这指出了气病的广泛性。但气病临床常见的证候，可概括为气虚、气陷、气滞、气逆四种。

（1）气虚证：指脏腑组织功能减退所表现的证候。常由久病体虚，劳累过度，年老体弱等因素引起。①临床表现：少气懒言，神疲乏力，头晕目眩，自汗，活动时诸证加剧，舌淡苔白，脉虚无力。②证候分析：本证以全身功能活动低下的表现为辨证要点。人体脏腑组织功能活动的强弱与气的盛衰有密切关系，气盛则功能旺盛，气衰则功能活动减退。由于元气亏虚，脏腑组织功能减退，所以气少懒言，神疲乏力；气虚清阳不升，不能温养头目，则头晕目眩；气虚毛窍疏松，外卫不固则自汗；劳则耗气，故活动时诸症加剧；气虚无力鼓动血脉，血不上营于舌，而见舌淡苔白；运血无力，故脉象按之无力。

（2）气陷证：指气虚无力升举而反下陷的证候。多见于气虚证的进一步发展，或劳累用力过度，损伤某一脏器所致。①临床表现：头晕目花，少气倦怠，久痢久泄，腹部有坠胀感，脱肛或子宫脱垂等。舌淡苔白，脉弱。②证候分析：本证以内脏下垂为主要诊断依据。气虚功能衰退，故少气倦怠。清阳之气不能升举，所以头晕目眩。脾气不健，清阳下隐，则久痢久泄。气陷于下，以致诸脏器失其升举之力，故见腹部坠胀、脱肛、子宫或胃等内脏下垂等证候。气虚血不足，则舌淡苔白，脉弱。

（3）气滞证：指人体某一脏腑，某一部位气机阻滞，运行不畅所表现的证候。多由情志不舒，或邪气内阻，或阳气虚弱、温运无力等因素导致气机阻滞而成。①临床表现：胀闷，疼痛，攻窜阵发。②证候分析：本证以胀闷、疼痛为辨证要点。气机以畅顺为贵，一有郁滞，轻则胀闷，重则疼痛，而常攻窜发作，无论郁于脏腑、经络、肌肉、关节，都能反映这一特点。同时，由于引起气滞的原因不同，因而胀、痛出现的部位、状态也各有不同。如食积滞阻则脘腹胀闷疼痛；若肝气郁滞则胁肋窜痛；当然气滞于经络、肌肉，又必然与经络、肌肉部位有关。所以，辨气滞证候还需与辨因、辨位相结合。

（4）气逆证：指气机升降失常，逆而向上所引起的证候。临床以肺胃之气上逆和肝气升发太过的病变为多见。①临床表现：肺气上逆，则见咳嗽喘息；胃气上逆，则见呃逆、嗳气、恶心、呕吐；肝气上逆，则见头痛、眩晕、昏厥、呕血等。②证候分析：本证以气机逆而向上为辨证要点。肺气上逆，多因感受外邪或痰浊壅滞，使肺气不得宣发肃降，上逆而发喘咳。胃气上逆，可由寒饮、痰浊、食积等停留于胃，阻滞气机，或外邪犯胃，使胃失和降，上逆而为呃逆、嗳气、恶心、呕吐。肝气上逆，多因郁怒伤肝，肝气升发太过，气火上逆而见头痛、眩晕、昏厥；血随气逆而上涌，可致呕血。

2.血病辨证

血的病证表现很多，因病因不同而有寒热虚实之别，其临床表现可概括为血虚证、血瘀证、血热证、血寒证四种证候。

（1）血虚证：指血液亏虚，脏腑百脉失养，表现为全身虚弱的证候。血虚证的形成，有禀赋不足；或脾胃虚弱，生化乏源；或各种急慢性出血；或久病不愈；或思虑过度，暗耗阴血；或瘀血阻络、新血不生；或因患肠寄生虫病所致。①临床表现：面白无华或萎黄，唇色淡白，爪甲苍白，头晕眼花，心悸失眠，手足发麻，妇女经血量少色淡，经期错后或闭经，舌淡苔白，脉细无力。②证候分析：本证以面色、口唇、爪甲失其血色及全身虚弱为辨证要点。人体脏腑组织，赖血液之濡养，血盛则肌肤红润，体壮身强，血虚则肌肤失养，面唇爪甲及舌体皆呈淡白色。血虚脑髓失养，睛目失滋，所以头晕眼花。心主血脉而藏神，血虚心失所养则心悸，神失滋养而失眠。经络失滋则手足发麻，脉道失充则脉细无力。女子以血为用，血液充盈，月经按期而至，血液不足，经血乏源，故经量减少，经色变淡，经期迁延，甚则闭经。

（2）血瘀证：指因瘀血内阻所引起的一些证候。形成血瘀证的原因有寒邪凝滞，以致血液瘀阻，或由气滞而引起血瘀；或因气虚推动无力，血液瘀滞；或因外伤及其他原因造成血液流溢脉外，不能及时排出和消散所形成。①临床表现：疼痛如针刺刀割，痛有定处，拒按，常在夜间加剧。肿块在体表者，色呈发绀；在腹内者，紧硬按之不移，称为癥积。出血反复不止。色泽紫暗，中夹血块，或大便色黑如柏油。面色黧黑，肌肤甲错，口唇爪甲紫暗，或皮下紫斑，或肤表丝状如缕，或腹部青筋外露，或下肢青筋胀痛等。妇女常见经闭。舌质紫暗，或见瘀斑瘀点，脉象细涩。②证候分析：本证以痛如针刺，痛有定处，拒按，肿块，唇舌爪甲紫暗，脉涩等为辨证要点。由于瘀血阻塞经脉，不通则痛，故疼痛是瘀血证候中最突出的症状。瘀血为有形之邪，阻碍气机运行，故疼痛剧烈如针刺，部位固定不移。由于夜间血行较缓，瘀阻加重，故夜间痛甚。积瘀不散而凝结，则可形成肿块，故外见肿块色发绀，内部肿块触之坚硬不消。

出血是由于瘀血阻塞络脉，阻碍气血运行，致血涌络破，不循经而外溢，由于所出之血停聚不得，故色呈紫暗，或已凝结而为血块。瘀血内阻，气血运行不利，肌肤失养，则见面色黧黑，肌肤甲错，口唇、舌体、指甲发绀等体征。瘀血内阻，冲任不通，则为经闭。丝状红缕、青筋显露、脉细涩等，皆为瘀阻脉络，血行受阻之象。舌体紫暗，脉象细涩，则为瘀血之症。

（3）血热证：指脏腑火热炽盛，热迫血分所表现的证候。本证多因烦劳、嗜酒、恼怒伤肝、房事过度等因素引起。①临床表现：咯血，吐血，尿血，衄血，便血，妇女月经先期、量多，血热，心烦，口渴，舌红绛，脉滑数。②证候分析：本证以出血和全身热象为辨证要点。血热逼血妄行，血络受伤，故表现为各种出血及妇女月经过多等。火热炽盛，灼伤津液，故身热、口渴。火热扰心神则心烦。热迫血行，壅于脉络则舌红绛，脉滑数。血分火热炽盛，有内伤与外感之别。此处所指血热主要为内伤杂病。在外感热病辨证中，有热入血分的"血分证"亦是指血热，但与此处所指的血热在概念上完全不同。

(4)血寒证：指局部脉络寒凝气滞，血行不畅所表现的证候。常由感受寒邪引起。①临床表现：手足或少腹冷痛，肤色紫暗发凉，喜暖恶寒，得温痛减，妇女月经愆期，痛经，经色紫暗，夹有血块，舌紫暗、苔白，脉沉迟涩。②证候分析：本证以手足局部疼痛，肤色紫暗为辨证要点。寒为阴邪，其性凝敛，寒邪客于血脉，则使气机凝滞。血行不畅，故见手足或少腹冷痛。血得温则行，得寒则凝，所以喜暖怕冷，得温痛减。寒凝胞宫，经血受阻，故妇女经期推迟，色暗有块。舌紫暗，脉沉迟涩，皆为寒邪阻滞血脉，气血运行不畅之证。

3.气血同病辨证

气血同病辨证，是用于既有气的病证，同时又兼见血的病证的一种辨证方法。气和血具有相互依存，相互资生，相互为用的密切关系，因而在发生病变时，气血常可相互影响，既见气病，又见血病，即为气血同病。气血同病常见的证候，有气滞血瘀，气虚血瘀，气血两虚，气不摄血，气随血脱等。

(1)气滞血瘀证：指由于气滞不行以致血运障碍，而出现既有气滞又有血瘀的证候。多由情志不遂，或外邪侵袭，导致肝气久郁不解所引起。①临床表现：胸胁胀满走窜疼痛，性情急躁，并兼见痞块刺痛拒按，妇女经闭或痛经，经色紫暗夹有血块，乳房痛胀等症，舌质紫暗或有紫斑，脉弦涩。②证候分析：本证以病程较长和肝脏经脉部位的疼痛痞块为辨证要点。肝主疏泄而藏血，具有条达气机，调节情志的功能。情志不遂，则肝气郁滞，疏泄失职，故见性情急躁，胸胁胀满走窜疼痛。气为血帅，气滞则血凝，故见痞块疼痛拒按，以及妇女闭经痛经，经色紫暗有块，乳房胀痛等症。脉弦涩，为气滞血瘀之征。

(2)气虚血瘀证：指既有气虚之象，同时又兼有血瘀的证候。多因久病气虚，运血无力而逐渐形成瘀血内停所致。①临床表现：面色淡白或晦滞，身倦乏力，少气懒言，疼痛如刺，常见于胸胁，痛处不移，拒按，舌淡暗或有紫斑，脉沉涩。②证候分析：本证虚中夹实，以气虚和血瘀的证候为辨证要点。面色淡白，身倦乏力，少气懒言，为气虚之症。气虚运血无力，血行缓慢，终致瘀阻络脉，故面色晦滞。血行瘀阻，不通则痛，故疼痛如刺，拒按不移。临床以心肝病变为多见，故疼痛出现在胸胁部位。气虚舌淡，血瘀紫暗，沉脉主里，涩脉主瘀，是气虚血瘀证的常见舌脉。

(3)气血两虚证：指气虚与血虚同时存在的证候。多由久病不愈，气虚不能生血，或血虚无以化气所致。①临床表现：头晕目眩，少气懒言，乏力自汗，面色淡白或萎黄，心悸失眠，舌淡而嫩，脉细弱等。②证候分析：本证以气虚与血虚的证候共见为辨证要点。少气懒言，乏力自汗，为脾肺气虚之象；心悸失眠，为血不养心所致。血虚不能充盈脉络，见唇甲淡白，脉细弱。气血两虚不得上荣于面、舌，则见面色淡白或萎黄，舌淡而嫩。

(4)气不摄血证：又称气虚失血证，是指因气虚而不能统血，气虚与失血并见的证候。多因久病气虚，失其摄血之功所致。①临床表现：吐血，便血，皮下瘀斑，崩漏，气短，倦怠乏力，面色白而无华，舌淡，脉细弱等。②证候分析：本证以出血和气虚证共见为辨证要点。气虚则统摄无权，以致血液离经外溢，溢于胃肠，便为吐血、便血；溢于肌肤，则见皮下瘀斑。脾虚统摄无权，冲任不固，渐成月经过多或崩漏。气虚则气短，倦怠乏力，血虚则面白无华。舌淡，脉细弱，皆为气血不足之证。

(5)气随血脱证：指大出血时所引起阳气虚脱的证候。多由肝、胃、肺等脏器本有宿疾而脉道突然破裂，或外伤，或妇女崩中，分娩等引起。①临床表现：大出血时突然面色苍白，四肢厥冷，大汗淋漓，甚至晕厥。舌淡，脉微细欲绝，或浮大而散。②证候分析：本证以大量出血时，随即出现气脱之症为辨证要点。气脱阳亡，不能上荣于面，则面色苍白；不能温煦四肢，则手足厥冷；不能温固肌表，则大汗淋漓；神随气散，神无所主，则为晕厥。血失气脱，正气大伤，舌体失养，则色淡，脉道先充而微细欲绝，阳气浮越外亡，脉见浮大而散，证情更为险恶。

4.津液病辨证

津液病辨证是分析津液病证的辨证方法。津液病证一般可概括为津液不足和水液停聚 2 个方面。

(1)津液不足证：指由于津液亏少，失去其濡润滋养作用所出现的以燥化为特征的证候。多由燥热灼伤津液，或因汗、吐、下及失血等所致。①临床表现：口渴咽干，唇燥而裂，皮肤干枯无泽，小便短少，大便干结，舌红少津，脉细数。②证候分析：本证以皮肤口唇舌咽干燥及尿少便干为辨证要点。津亏则使皮肤、口唇咽干失去濡润滋养，故呈干燥不荣之象。津伤则尿液化源不足，故小便短少；大肠失其濡润，故见大便秘结。舌红少津，脉细数皆为津亏内热之象。

(2)水液停聚证:指水液输布,排泄失常所引起的痰饮水肿等病证。凡外感六淫,内伤脏腑皆可导致本证。①水肿:指体内水液停聚,泛滥肌肤所引起的面目、四肢、胸腹,甚至全身水肿的病证。临床将水肿分为阳水、阴水两大类。a.阳水:发病较急,水肿性质属实者,称为阳水。多由外感风邪,或水湿浸淫等因素引起。临床表现:眼睑先肿,继而头面,甚至遍及全身,小便短少,来势迅速。皮肤薄而光亮。并兼有恶寒发热,无汗,舌苔薄白,脉象浮紧。或兼见咽喉肿痛,舌红,脉象浮数。或全身水肿,来势较缓,按之没指,肢体沉重而困倦,小便短少,脘闷纳呆,呕恶,舌苔白腻,脉沉。证候分析:本证以发病急,来势猛,先见眼睑头面,上半身肿甚者为辨证要点。风邪侵袭,肺卫受病,宣降失常,通调失职,以致风遏水阻,风水相搏,泛溢于肌肤而成水肿。风为阳邪,上先受之,风水相搏,故水肿起于眼睑头面,继而遍及肢体。若伴见恶寒,发热,无汗,舌苔薄白,脉浮紧,为风水偏寒之征;如兼有咽喉肿痛,舌红,脉浮数,是风水偏热之象。若由水湿浸渍,脾阳受困,运化失常,水泛肌肤,塞阻不行,则渐致全身水肿。水湿内停,三焦决渎失常,膀胱气化失同,故见小便短少。水湿日甚而无出路,泛溢肌肤,所以肿势日增,按之没指,诸如身重困倦,脘闷纳呆,泛恶欲呕,舌苔白腻,脉象沉缓等,皆为湿盛困脾之象。b.阴水:发病较缓,水肿性质属虚者,称为阴水。多因劳倦内伤、脾肾阳衰、正气虚弱等因素引起。临床表现:身肿,腰以下为甚,按之凹陷不易恢复,脘闷腹胀,纳呆食少,大便溏稀,面色㿠白,神疲肢倦,小便短少,舌淡、苔白滑,脉沉缓。或水肿日益加剧,小便不利,腰膝冷痛,四肢不温,畏寒神疲,面色㿠白,舌淡胖、苔白滑,脉沉迟无力。证候分析:本证以发病较缓,足部先肿,腰以下肿甚,按之凹陷不起为辨证要点。由于脾主运化水湿,肾主水,所以脾虚或肾虚,均能导致水液代谢障碍,下焦水湿泛滥而为阴水。阴盛于下,故水肿起于足部,并以腰以下为甚,按之凹陷不起,脾虚及胃,中焦运化无力,故见脘闷纳呆,腹胀便溏,脾主四肢,脾虚水湿内渍,则神疲肢困。腰为肾之府,肾虚水气内盛,故腰膝冷痛。肾阳不足,命门火衰,不能温养肢体,故四肢厥冷,畏寒神疲。阳虚不能温煦于上,故见面色㿠白。舌淡胖、苔白滑,脉沉迟无力。为脾肾阳虚,寒水内盛之象。②痰饮:痰和饮是由于脏腑功能失调以致水液停滞所产生的病证。a.痰证:指水液凝结,质地稠厚,停聚于脏腑,经络,组织之间而引起的病证。常由外感六淫,内伤七情,导致脏腑功能失调而产生。临床表现:咳嗽咳痰,痰质黏稠,胸脘满闷,纳呆呕恶,头晕目眩,或神昏癫狂,喉中痰鸣,或肢体麻木,见瘰疬、瘿瘤、乳癖、痰核等,舌苔白腻,脉滑。证候分析:本证临床表现多端,所以古人有"诸般怪证皆属于痰"之说。在辨证上除掌握不同病变部位反应的特有症状外,一般可结合下列表现作为判断依据：吐痰或呕吐痰涎，或神昏时喉中痰鸣，或肢体麻木，或见痰核、舌苔腻、脉滑等。痰阻于肺，宣降失常，肺气上逆，则咳嗽咳痰。痰湿中阻，气机不畅，则见脘闷，纳呆呕恶等。痰浊蒙蔽清窍，清阳不升，则头晕目眩。痰迷心神，则见神昏，甚或发为癫狂，痰停经络，气血运行不利，可见肢体麻木。停聚于局部，则可见瘰疬、瘿瘤、乳癖、痰核等。舌苔白腻，脉滑皆痰湿之征。b.饮证：饮证是指水饮质地清稀，停滞于脏腑组织之间所表现的病证。多由脏腑功能衰退等障碍等原因引起。临床表现：咳嗽气喘，痰多而稀，胸闷心悸，甚或倚息不能半卧，或脘腹痞胀，水声辘辘，泛吐清水，或头晕目眩，小便不利，肢体水肿，沉重酸困，舌苔白滑，脉弦。证候分析：本证主要以饮停心肺、胃肠、胸胁、四肢的病变为主。饮停于肺，肺气上逆则见咳嗽气喘，胸闷或倚息，不能半卧。水饮凌心，心阳受阻则见心悸。饮停胃肠。气机不畅，则脘腹痞胀，水声辘辘。胃气上逆，则泛吐清水。水饮留滞于四肢肌肤，则肢体水肿，沉重酸困，小便不利。饮阻清阳，则头晕目眩，饮为阴邪，故见舌苔白滑，饮阻气机，则脉弦。

第三章
推拿的治则与手法应用规律

第一节 治　　则

一、辨病治疗

中医学非常重视辨病，疾病是在致病因素的作用下，机体脏腑功能失衡，人与环境不相适应，人体由健康状态变为疾病状态，这是一个渐变的过程，是由发生、发展到康复或死亡的一个过程。辨病即对疾病的病种做出判断，得出病名的诊断。疾病的病名是对该病全过程的特点与规律所做的概括，即该疾病的代名词。辨病着眼于疾病整个过程的病理演变，有助于从整体、宏观水平认识疾病的病位、病性、病势、邪正关系及疾病的发展变化规律。现代中医临床实践以辨病为先，辨证是在辨病的基础上进一步进行。辨病着眼于疾病整个病理演变过程，在辨病的前提下辨证，有助于从整体水平认识疾病的阶段、病位、病性、病势；有整体认识，又有阶段性认识，才可以动态把握疾病发生、发展的变化规律，准确辨别病因、病性、病位。辨证是在辨病框架下的辨证。单纯辨证只侧重于疾病某阶段的病性、病位，不能把握疾病总体的病变规律。

另外，现代中医在坚持传统望、闻、问、切宏观辨证的同时，已经利用西医学的先进检测手段，运用现代生物、化学、物理技术进行微观辨证，这可以使四诊的视野得到拓宽和延伸。如借助电子胃镜，现代中医可望诊胃脘痛（消化性溃疡）患者胃黏膜糜烂及溃疡充血、水肿的情况；运用显微镜，现代中医望诊可达细胞亚结构；运用 CT 检查、MRI 检查可以判断椎间盘突出的部位、程度、有无钙化、是否稳定等。故辨病会更有针对性地选用现代先进的检测手段，利用某些微观病理变化的客观检测指标，明确疾病的中西医诊断，指导精确辨证，从而做到宏观辨证与微观辨证的有机结合，有利于促进中医疾病辨证的标准化、客观化、规范化。辨病治疗时应注意以下3个方面。

（一）治未病

治未病的原则是推拿治疗的原则之一，早在《黄帝内经》中就有“不治已病治未病，不治已乱治未乱”的论述。孙思邈在《备急千金要方》中强调了应用按摩导引预防疾病的重要性：“每天必须调气补泻，按摩导引为佳，勿以康健，便为常然，常须安不忘危，预防诸病也。”更在《备急千金要方》中记载了以膏摩预防小儿疾病的方法：“小儿虽无病，早起常以膏摩囟上及手足心，甚避寒风。”《五十二病方》中载药巾按摩法，即先秦时期运用的养生保健和性保健法。临床上多运用五官保健、五脏保健和肢体保健等，以及自我保健推拿以预防疾病。

（二）治病求本

“治病必求其本”是中医学推拿辨证施治的基本原则之一。求本是指治疗要了解疾病的本质，了解疾病的主要矛盾，针对其根本的病因病理进行治疗。

本是指病的本质，疾病的主要矛盾和矛盾的主要方面。求本，即针对最本质的病因、病理进行治疗而言。“标”和“本”的含义有多种，两者是相对而言的，主要是用来说明病变过程中各种矛盾的主次关系。如从正邪双方来说，正气是本，邪气是标；从病因与症状来说，病因是本，症状是标；从病变部位来说，内脏是本，体表是标；从疾病先后来说，旧病是本，新病是标；原发病是本，继发病是标等。

疾病的发生、发展，是通过若干症状显示出来的，这些症状只是疾病的现象，并不完全反映疾病的本质，有的甚至是假象。临床只有在全面地了解疾病的各个方面，包括症状在内的全部情况的前提下，通过综合分析，才能透过现象看到疾病的本质，找出病之所在，确定正确的治疗方案。

治病求本这一原则在临床运用时，还应正确处理“正治与反治”“治标与治本”之间的关系。

1.正治与反治

正治是指针对疾病的本质而采取的治疗方法，属正常治疗方法。如寒者热之，热者寒之，虚者补之，实者泻之等。临床推拿时，虚寒者，多采用摆、摩、压等手法以增加内能和热能，手法缓慢而柔和；对实热者，用推、摩、捏、拿等手法以泻之。反治是指治疗的方法与症状表现相同的方法，属“不正常”的治疗。虽治疗方法与症状表现相同，但其治疗仍然是针对疾病的本质。临床上之所以采取反治法，是因为症状的表现与病因不符，出现假象的缘故。

2.治标与治本

在复杂多变的病证中，临床医师应分清标本主次，先后缓急。一般情况下，治本是根本原则，但在某些情况下，标症甚急，不及时解决可危及患者生命。因此，应当遵循“急则治标，缓则治本”的原则，先治其标，后治其本。如大出血的患者，不管属于哪种出血，应采取应急措施止血，待病情缓和后再治其本。总之，治标只是在应急情况下或是为治本创造必要条件时的权宜之计，而治本才是治病的根本目的。标本的关系并不是绝对的、一成不变的，而是在一定条件下可以相互转化。所以，临证必须掌握标本相互转化的规律，抓住疾病的主要矛盾，做到治病求本。

（三）四因制宜

四因制宜包括因人制宜、因病制宜、因时制宜、因地制宜，是指治疗疾病时要根据不同对象、不同病证以及不同的时间、地理环境制定相应的治疗方法。

1.因人制宜

由于推拿手法的治疗效果受人体诸多因素的影响，包括患者的年龄、性别、体质、胖瘦、治疗部位、生活习惯、职业特点、痛阈值的大小等。因此，手法的选择及临床具体运用应有所不同。如患者体质强，操作部位在腰臀四肢，病变部位在深层等，手法刺激量可大；患者体质虚弱，操作部位在头面胸腹，病变部位在浅层，或为小儿等，手法刺激量较小。

2.因病制宜

在推拿治疗过程中运用什么手法，应视疾病的性质、病变的部位，辨证或辨病选择手法。例如，关节运动障碍者，常选用摇法、扳法、伸展法等关节被动运动类手法；关节移位者，应选用扳法、拔伸法、平端法等整复关节类手法；有粘连者，则应使用扳法、弹筋拨络法、理筋法等。此外，对于治疗某一疾病的推拿手法，推拿医师既要掌握一般规律与常法，又要注意临证变通，随着病情的进退，主症与兼症，主要痛点与次要痛点的增减、消失、转化等，综合分析，及时加减。

3.因时制宜

因时制宜是指手法操作时要考虑到时间和季节因素。如晚间的推拿治疗不宜采用兴奋型手法。《素问·四时刺逆从论》言：“春气在经脉，夏气在孙络，长夏气在肌肉，秋气在皮肤，冬气在骨髓中。”因此，在推拿治疗中，所及的经络和穴位所用的力度应随四时气之所在，邪气之所不同而变异，即“洞悉血气之源流，而后能导邪病之窾却”“若春气在经脉”其按摩循十二经脉和任督脉之干线，取其腧穴，不得偏离，手法宜重；“夏气在孙络，长夏气在肌肉，秋气在皮肤”指的是夏秋患病，其病邪表浅，治疗中手法宜轻，因皮肤多汗黏腻，直接在皮肤表面进行手法操作容易使皮肤破损，治疗时可在患者皮肤表面涂一些保护性介质，并注意少用摩擦类手法等；“冬气在骨髓中”，肌肤腠理致密，多取背部膀胱经及督脉，用力深透缓和，推拿介质多用葱姜水、麻油。

4.因地制宜

手法的施术亦应根据居住的地理环境的不同而灵活地选择运用。如我国北方寒冷，北方人体格多壮硕，肌肤腠理致密结实，施术时手法宜深重才能有效；而南方潮湿，南方人体型多瘦小，肌肤腠理相对疏松薄弱，推拿治疗时手法宜相对轻柔。

二、辨证治疗

推拿手法的施术与中医内治法一样，也应以中医基本理论为指导，遵循辨证论治的原则。正如《理瀹骈文》中云：“外治之理，即内治之理”。又云：“外治必如内治者，先求其本，本者何？明阴阳，识脏腑也。”辨证是治疗的前提和依据，只有明确病变的阴阳、表里、虚实、寒热等属性，才能从复杂多变的疾病现象中抓住病变的本质，把握病证的标本、轻重、缓急，采取相应的手法以扶正祛邪、调整阴阳，使气血复归于平衡，达到治疗疾病的目的。因此，手法的施术不仅是对症的局部治疗，而且始终贯穿着辨证论治的思想。根据手法的性质和作用，结合治疗部位，手法治疗有温、补、通、泻、汗、和、散、清、吐、消十法。例如，“热者清之”是治疗一般热性病的主要法则，但热病的症状极其复杂，治疗时应鉴别里热、表热，病在里者还需辨别是属于气分热还是血分热，是实热还是虚热，然后根据不同情况，采用相应的手法。气分实热者，轻推督脉（自大椎至尾椎），以清泻气分实热；血分实热者，重推督脉（自大椎至尾椎），以清热凉血；表实热者轻推背部膀胱经（自下而上），表虚热者轻推背部膀胱经（自上而下），以清热解表。推拿治病可以起到扶正祛邪、调理阴阳的作用。以扶正为主，或以祛邪为主，或是扶正与祛邪并重，或是先扶正后祛邪，或是先祛邪后扶正。并要注意扶正祛邪同时并用时，应采取扶正而不留邪，祛邪而不伤正的原则。疾病的发生、发展，从根本上说是阴阳的相对平衡遭到破坏，即阴阳的偏盛偏衰代替了正常的阴阳消长，所以调整阴阳，是推拿治疗的基本原则之一。病证结合治疗推拿治疗疾病，需要病证结合治疗，将二者统一起来，才能对疾病做出正确的诊断，从而施以不同的手法，辨证施术。

目前，推拿正朝着保健和医疗2个方向发展，即治未病的保健按摩和越分越细的医疗推拿。

随着社会经济的稳定快速发展，人民生活水平逐渐提高，人们对生活质量的需求，也随着进入老龄化社会的进程，提高到一个新的水平。人们注重养生之道，未病先防的保健意识逐渐加强，已经不再满足于吃饱穿暖、治疗既病，而是向“未病先防、既病防变、病愈防复、先时治疗”的保健原则转变。作为当今世界传统非药物疗法的重要组成部分，保健按摩以其无毒、无不良反应得到人们的青睐，它既不需要特殊医疗设备，也不受时间、地点、气候条件的限制，具有操作简便、易于掌握、易于推广等特点，日益成为深受我国广大群众喜爱的养生健身措施，同时也为世界人民所接受。保健按摩对正常人来说，能增强人体的自然抗病能力，强身健体；对亚健康人群而言，通过对身体阴阳失调及时调整，既可使局部症状消退，又可加速恢复患部的功能，使机体经常处在“阴平阳秘，精神乃治”的健康状态，从而收到良好的治疗效果。

融合解剖、生理、生物力学、中医整体观、辨证论治、西方康复和整脊医学等，医疗推拿也在日新月异地发展，向更高层次、更专业化方向前进。在各大医院推拿科，专科专病分类越来越细，尤其是发展最快的骨伤推拿，作为临床常见的颈肩腰腿痛的首选治疗方法，在预防和治疗人体肌肉、筋骨等运动系统损伤与疾病方面疗效卓著。融合整脊疗法、运动生物力学，推拿治疗已广泛用于治疗颈椎病、腰椎间盘突出症等病证。同时，在骨伤推拿的理论研究、实验研究等方面也取得了丰硕的成果，对骨伤推拿的发展起到了极大的推动作用。其次是内科推拿、妇科推拿、五官推拿、小儿推拿等。尤其是小儿推拿，近几年得到了全面的发展，随着家庭收入的提高，独生子女的增加以及家庭保健意识的提高，家长更愿意接受非药物疗法，小儿推拿由于没有不良反应，不会给婴幼儿带来痛苦，在治疗婴幼儿常见疾病如婴幼儿腹泻、小儿营养不良、小儿遗尿、小儿肌性斜颈等均具有显著的疗效，对改善易感患儿体质，增强免疫力方面也大有裨益，因此，推拿日益为患儿家长所接受。随着相关学科的发展，新疗法、新技术的广泛应用，运用现代科学技术对小儿推拿加以研究，是推动小儿推拿发展的重要环节。在各个中医院、社区医院、个体诊所都在开展小儿推拿，可以说小儿推拿的春天已经来临。

第二节　常用推拿手法

一、摆动类手法

术手以其着力点在治疗部位上做垂直固定支撑的条件下，在动作的起始位两侧做来回往复周期性摆动的一类手法为摆动类手法。如一指禅推法、㨰法、大鱼际揉法等。

（一）一指禅推法

一指禅推法是指用拇指指端（中峰）、偏峰或螺纹面着力于治疗部位，沉肩、垂肘、悬腕，以周期性的肘关节屈伸，带动前臂与腕关节做内、外摆动以及拇指关节屈伸的联合动作。其中以拇指中峰着力者谓一指禅中峰推法，以拇指偏峰着力者谓一指禅偏峰推法，以螺纹面着力的称一指禅螺纹推法。一指禅推法是一指禅推拿流派的代表手法。

1.操作方法

（1）手握空拳，拇指自然伸直并盖住拳眼，用拇指指端或指纹面着力于受术部位。

（2）以肘关节为支点，前臂做主动摆动，带动腕关节摆动，以及拇指掌指关节或指骨间关节的屈伸运动，产生的功力，作用于人体受术部位。

（3）频率为每分钟 120～160 次。

（4）本法也可双手同时操作。

一指禅推法可分为指端推、指腹推和偏峰推三大类。拇指较挺直者一般采用指端着力的一指禅推法，而拇指指骨间关节弯曲（背伸）幅度较大者可选用指腹推或指端推。

2.动作要领

（1）沉肩：肩关节放松，肩胛骨自然下沉，不要耸肩用力。

（2）垂肘：肘关节放松，自然下垂，肘关节桡侧缘低于腕关节。以肘部不可外翘，不可夹紧，以腋下能容一拳为宜。

（3）悬腕：在腕关节放松的基础上，腕关节自然屈曲 90°，腕关节摆动中，大多尺侧缘低于桡侧缘。

（4）掌虚：除拇指外，其余四指及掌部自然放松屈曲，呈握空拳状。

(5)指实：拇指指端、偏峰或螺纹面自然着实吸定于一点，使产生的“力”持续地作用于治疗部位上，不能产生跳跃，同时切忌拙力下压。

(6)紧推慢移：一指禅推法的操作过程中，前臂及腕关节的摆动较快，频率达到每分钟120～160次，但着力面移动(拇指指端、螺纹面或偏峰)的速度缓慢。

3.功效

本法可舒筋通络、调和营卫、行气活血、健脾和胃。

4.适应证

本法不良反应小，深透性好，可适用于全身各处，临床上常用于治疗头痛、失眠、面瘫等疾病，以及关节酸痛等症。

(二)㨰法

㨰法是以小鱼际及手背尺侧为着力面，沉肩、垂肘、立臂、竖掌，肘关节做周期性的伸屈与前臂内、外旋转的联合运动，并带动腕关节屈伸与手掌内外摆动，使弓成半圆形的手背在施术部位上做来回滚动的手法。㨰法由一指禅推拿流派原有的滚法发展而来，是㨰法推拿流派的代表性手法。

1.操作方法

(1)术者手指自然放松，以第5掌指关节背面吸定于受术部位。

(2)肩关节放松，以肘关节为支点。

(3)前臂做主动摆动，带动腕关节的屈伸和前臂的旋转运动。

(4)使手背近尺侧部在受术部位做持续不断地来回滚动。

(5)频率在120～160次/分。

2.注意事项

(1)手背着力面须始终紧贴治疗部位的皮肤，内外滚动是一种滚动摩擦的运动形式，不能在治疗面上来回拖擦和滑移。

(2)力度与节律要均匀，不能忽快忽慢，时轻时重，或用重力向前硬顶。

(3)在摆动周期之间，术手不要抬起离开治疗部位，以免造成上、下起落的敲击动作。

(4)施术上肢的肘关节要高于腕关节，并在腕之内侧，手的掌指与指间关节一直保持自然屈曲的姿势，无任何主动捏拢与伸展动作。

(5)腕关节的屈伸交替要过渡自然，不要引起跳动。

(6)术者站立操作时，两脚自然分开，上身前倾约30°，可通过加大上身前倾角度来增加施术压力。

(7)治疗时如需加大刺激量，可将术手立起来，以第2、3、4、5掌指关节处为着力点进行操作。

3.功效

本法可舒筋活血,滑利关节,解痉止痛。

4.适应证

本法接触面积大,压力大,刺激量大,渗透性强,广泛应用于颈、肩背、腰臀及四肢等肌肉较丰厚的部位。㨰法刺激面积大、作用力强、渗透作用明显,是临床最常用的手法之一。本法除面部、前颈、胸腹部外,其他部位均可应用,特别适用于肩背、腰臀及四肢肌肉较为丰厚的部位,具有舒筋通络、祛风散寒、温经祛湿、活血化瘀、解痉止痛、松解粘连、滑利关节等功效,适用于伤科、内科、妇科多种疾病的治疗,尤以治疗运动系统与神经系统疾病见长,如颈椎病、肩周炎、腰椎间盘突出症、偏瘫、高血压、神经衰弱等。

(三)揉法

揉法是以指、掌、掌根、大鱼际、四指近侧指间关节背侧突起、前臂尺侧肌群肌腹或肘尖为着力点,在治疗部位带动受术皮肤一起做轻柔缓和的回旋动作,使皮下组织层之间产生内摩擦的手法。其中,根据着力部位的不同,揉法可分为中指揉法、拇指揉法、掌揉法、掌根揉法、大鱼际揉法、膊揉法、肘揉法、拳揉法等。

1.动作要领

(1)腕关节放松,动作要灵活,吸定,既不能有体表的摩擦运动,也不可向下按压。整个动作要协调而有节律性。

(2)频率为每分钟 120～160 次。

(3)拇指揉法时频率要缓慢。大鱼际揉法操作时以前臂做主动运动,腕关节不可做主动外展摆动。指揉法揉动幅度要小。

各揉法的动作要领如下。①大鱼际揉法:以大鱼际自然吸定于治疗部位或穴位上,手指自然伸直,腕关节充分放松,以肘部为支点,沉肩、垂肘,前臂做主动摆动带动腕部摆动,使大鱼际和吸定部位的皮下组织一起做轻柔和缓的回旋运动。②指揉法:用指腹着力于施术部位或穴位上,做轻柔和缓的环旋转动,并带动皮下组织一起运动的方法,用中指的称为中指揉;用拇指的称为拇指揉;用示、中指称为双指揉法;用示、中、无名指称为三指揉。③掌根揉法:用掌根部自然着力于治疗部位或穴位上,腕关节充分放松并稍背伸,手指自然弯曲,以肘部为支点,前臂做主动摆动带动腕部做轻柔和缓的回旋运动。

2.注意事项

(1)伤筋的急性期(伤后的 24 小时内)不宜采用揉法治疗,以免加重局部皮下出血，加重肿胀。

(2)局部有皮损或传染性皮肤病者。

(3)局部肿胀较重或关节内积液较多者，不宜用揉法在局部治疗。

3.功效

本法具有活血化瘀、消肿止痛的功效。

4.适应证

(1)大鱼际揉法着力面积大，而且柔软舒适，刺激更为柔和，老幼皆宜，临床上常用于头面部、胸腹部、胁肋部和四肢关节。

(2)指揉法在临床上多用于小儿推拿，施术面积小，功力较集中，动作柔和而深沉，适用于全身各个部位或穴位。

(3)掌根揉法着力面积大且刺激柔和舒适，适用于面积大且较为平坦的部位，如背腰部、腹部和四肢。

二、摩擦类手法

摩擦类手法是指以手的不同部位在受术体表做直线或环形移动摩擦的手法，主要包括摩法、擦法、推法、搓法和抹法。

(一)摩法

摩法是指以示指、中指、无名指相并的螺纹面或掌面为着力点，以腕关节为中心做环形而有节律的摩动的手法。摩法刺激柔和舒适，适用于全身各处，以胸腹部及胁肋部为常用。

(二)擦法

擦法是指用指、掌贴敷于体表的一定治疗部位，做直线往返摩擦运动的一种手法。根据着力部位的不同，擦法可分为小鱼际擦法(侧擦法)、大鱼际擦法、掌擦法等。擦法是一种柔和温热的刺激，适用于全身各处，具有行气活血、温通经络、祛风散寒、祛瘀止痛、宽中理气和健脾和胃的作用。临床上擦后可配合湿热敷法，可提高疗效。

(三)推法

推法是以指、掌、肘或拳背等着力于施术部位上，运用适当的压力，做单向直线推动的手法，分为拇指平推法、掌推法、拳推法、肘推法。

推法具有行气止痛，温经活络，调和气血的功效。全身各部位均可适用。

推法与擦法的异同点：都为直线运动，但推法是单方向移动，对体表压力较大，推进速度缓慢，不要求局部发热，其意在于推动气血运行；擦法是往返运动，速度较快，要求局部发热，意在祛风散寒。

(四)搓法

搓法是指用双手的掌面夹持住一定的部位，相对用力做快速搓揉的同时做上下往返移动的手法。以双手夹搓，形如搓绳，故名搓法。本法具有行气活血、疏通经络、解痉止痛、疏肝理气的作用，常用于两胁、肩关节和四肢。

(五)抹法

抹法是用单手或双手拇指螺纹面或掌面紧贴皮肤，在体表做上下、左右往返抹动或沿弧形曲线抹动的手法。

抹法轻柔舒适，适用于头面部、颈项部和胸腹部，以头面部最为常用。本法具有开窍镇静、安神明目、疏通经络、行气活血、宽胸理气的作用。主治头痛、头晕、失眠、近视、感冒、胸闷、呕吐、呃逆等病证。

三、振动类手法

(一)抖法

抖法是指用双手或单手握住患者的上肢或下肢远端，微微用力做连续的、小幅度的、频率较快的上下颤动的手法。

本法是一种缓和、放松、疏导的手法，具有疏通经络、滑利关节、行气活血、松解粘连的功效，适用于四肢，尤其是上肢；常用于肩周炎、颈椎病、髋部伤筋及疲劳性四肢酸痛等病证；可作为推拿结束手法使用。

(二)振法

振法是以指或掌在体表做快速振颤运动的手法，分为掌振法与指振法两种。

振法柔和舒适，适用于全身各处和穴位。掌振法适用于胸腹部，具有温中理气，健脾和胃，行气止痛，疏通经络的功效。指振法常用于胸腹及头面部，具有疏通经络，镇静安神的功效。

四、挤压类手法

(一)按法

按法是指用指腹、手掌或肘尖等按压一定的部位或穴位，逐渐用力深压，按而留之的手法。根据其着力部位的不同，按法可分为指按法、掌按法、肘按法。

本法具有舒筋通络、解痉止痛、温经散寒的作用，常用于头痛、三叉神经痛、腰腿痛、坐骨神经痛、痹症等各种痛症，以及风寒感冒、风湿麻木、颈项强直等症。

（二）点法

点法是指用指端、指间关节或肘部着力于患者体表施治部位或穴位，持续向下进行点压的手法。点法由按法演化而来，点法刺激量比按法更大。

本法通经活络，消积破结，调和阴阳，点穴开筋，消肿止痛。根据点法选择的部位，决定治疗不同疾病。如点肾俞则补肾气，利筋骨，治腰腿疼痛；点合谷治疗头痛、牙痛等；点压痛点治疗局部疼痛。

（三）捏法

捏法是指拇指与其他手指相对用力挤压受术部位并逐渐移动的手法。

本法刺激较重，用于浅表的肌肤，常用于脊背、四肢、颈项部；有舒筋活络，行气活血的功效。

该法尤其常用于小儿脊柱两旁，往往双手操作，又称捏脊疗法，捏三提一，可治疗肌肉酸痛、消化不良、腹泻、食欲缺乏、失眠和小儿疳积等病症。

（四）拿法

拿法是指用拇指和其余手指相对用力，提拿一定部位，进行一紧一松地拿捏的手法。有“捏而提起谓之拿”的说法。

本法常用于头部、颈项部、肩背部、四肢部。根据拿法选择的部位，决定治疗不同疾病，如拿合谷能疏风解表，通络止痛；拿肩井可以祛风散寒，发汗解表，舒筋活血，松解痉挛；拿肩井还能通调全身气血，主治头痛、感冒、肌肉酸痛和麻木。

（五）捻法

捻法是指用拇指螺纹面与示指螺纹面（或示指桡侧）相对捏住治疗部位，稍用力，做对称的快速捻搓动作。

本法具有疏通关节，理筋通络之功效，适用于指、趾小关节及浅表部位；常用于治疗指关节、趾小关节疼痛，肿胀，屈伸不利，如类风湿性关节炎、趾间关节损伤等病症。

（六）拨法

拨法又称弹拨法，是指用拇指端、近肘关节部或示指、中指、环指指端深按于治疗部位，并着力按而拨动之的手法。

本法是较强刺激的手法，临床常“以痛为输”，或在指下有“结节”感的部位操作；具有解痉止痛、分解粘连、梳理肌筋等功效，常用于治疗落枕、漏肩风、腰腿痛等软组织损伤引起的肌肉痉挛、疼痛，均有明显的效果。

五、叩击类手法

叩击类手法是指用手掌、拳背、手指或特制的器械叩击体表的手法。本类手法包括拍法、击法、叩法、弹法等手法。

（一）拍法

拍法是指用手掌或手指拍打施术部位的手法。拍法可单手操作，亦可双手同时操作。

拍法适用于肩背部、腰骶部及下肢，治疗急性腰扭伤、肌肉痉挛、慢性劳损、风湿痹痛、局部感觉迟钝、麻木不仁等症。拍打动作要平稳，如接触皮肤，以皮肤轻度充血发红为度，拍打时力量不可有所偏移，否则易拍击皮肤而引起疼痛。对患有结核、严重的骨质疏松、骨肿瘤、冠心病等疾病的患者禁用拍法。

（二）击法

击法是指用拳、掌、指和棒状工具叩击体表的手法，有拳击法、掌击法、指击法、棒击法等。指击法适用于头顶；棒击法多用于肩胛区、腰臀部及下肢后侧；拳击法多用于颈背部；掌击法适用于脊柱及臀部、下肢后侧。

击法是辅助手法，适用于头顶、肩背、腰臀及四肢部，如囟门穴、大椎穴、八髎穴；配合治疗头痛、风湿痹痛、肌肉麻木不仁等症。

（三）叩法

叩法是指以小指尺侧或空拳的尺侧缘叩击体表的手法。叩法刺激程度较击法为轻，有“轻击为叩”的说法，可类同于击法范畴；具有疏通经络、消除疲劳、振奋精神的作用；适用于肩背腰臀及四肢部位；临床上常配合㨰法、拿法治疗腰背部、四肢部肌肉酸痛、麻木、知觉减退等病症。

（四）弹法

弹法是指用手指弹击受术部位或腧穴的手法，分为指甲弹法和指腹弹法两大类。本法有舒筋通络、行气活血的功效；适用于全身各处，以头面、颈项最为常见；常用于项强、头痛。

六、运动关节类手法

运动关节类手法指的是使患者关节做生理活动范围内的屈伸、旋转、内收或外展等被动活动的手法，包括摇法、背法、扳法和拔伸法，是临床常用的推拿手法之一；具有理筋整复、松解粘连的作用，对某些疾病常能取得“立竿见影”的功效。

(一)摇法

摇法是指以患肢关节为轴心，使关节做被动环转运动的手法，分为颈椎摇法、肩关节摇法、肘关节摇法、腕关节摇法、腰椎摇法、髋关节摇法、膝关节摇法、踝关节摇法、掌指关节摇法。摇法具有舒筋活血、滑利关节、松解粘连、增强关节活动功能等功效，适用于颈项部，腰部及四肢部，常用于治疗颈项部，腰部，四肢部酸痛及运动功能障碍。

1.颈椎摇法

患者取坐位，颈项部放松；术者用一手扶住患者头顶后部；另一手托住其下颏部；两手臂协调运动，使头颈部做顺时针和逆时针环转摇动，反复摇转数次。

2.肩关节摇法

(1)托肘摇肩法：患者取坐位，术者一手按压肩关节上方以固定，一手托握肘部，使其前臂搭放于术者前臂上，使肩关节做中等幅度的环形摇转运动。

(2)握肘摇肩法：患者取坐位，术者一手扶按肩部以固定，另一手握肘部，使上肢外展。两手协调施力，做肩关节中等幅度的环形摇转运动。

3.肘关节摇法

患者坐位，上肢放松，术者用一手托握住其肘关节后部，另一手握住其腕部，使肘关节做顺时针或逆时针方向的被动环转运动。

4.腕关节摇法

患者坐位，术者用一手托握住其腕关节上端，另一手握住其手掌部，使腕关节做顺时针或逆时针方向的被动环转运动。

5.腰椎摇法

患者取坐位，双手十指相扣并环抱于枕项部，腰部放松伸直；医师坐于或站于其后；用一手按住其腰部；另一手扶住肩部，前臂按于颈项部；两手协同用力，将其腰部做缓慢的环转运动。

6.髋关节摇法

患者取仰卧位，患侧髋膝屈曲；术者一手扶按于屈曲的膝关节前部，另一手握住足踝部或足跟部，将髋、膝关节屈曲的角度维持在90°左右；然后两手做协调运动，使其髋关节做被动的顺时针或逆时针方向的环转运动。

7.膝关节摇法

患者取仰卧位，患侧髋膝屈曲；术者一手扶其屈曲的膝关节部，另一手握住足踝部或足跟部；两手做协调运动，使其膝关节做被动的小范围的顺时针或逆时针方向的环转运动。

8.踝关节摇法

患者取仰卧位，下肢自然伸直；医师坐于其足端，用一手托握其足跟以固定；另一手握住足趾或前掌部，在稍用力拔伸的情况下，做踝关节的环转摇动。

9.掌指关节摇法

患者取坐位或仰卧位，术者一手握住患掌或患指的近端，一手握住手指，先做指间关节或掌指关节的拔伸；后做掌指关节或指间关节顺时针或逆时针的环转运动。

(二)背法

背法是指将患者背起后对腰椎进行牵引、摇晃和振动的方法，具有缓解痉挛、理筋整复的作用，治疗腰椎的疾病，如腰椎后关节紊乱、滑膜嵌顿等病证，应用背法常能立即见效，患者症状完全消失；急性腰扭伤常先针刺人中穴或后溪穴或合谷穴等使腰部肌肉痉挛缓解，然后采用背法，背后配合腰部的点法、揉法、按法操作。其具体操作方法如下。

(1)医师和患者背靠背站立，双足分开与肩同宽。

(2)以两肘关节勾套住患者两肘部。

(3)然后屈膝、弯腰、挺臀，将患者反背起。

(4)使其双足离地，短暂维持一会儿，以牵引患者的腰脊柱。

(5)然后腰臀部用力做小幅度的左右摆动或上下抖动，以使患者腰部放松。

(6)待其腰部放松后，做快速的伸膝挺臀动作。

(7)同时以臀部着力，轻度颤动或摇动患者腰部。

(三)扳法

扳法是指扳动肢体，使关节伸展或旋转的手法，常用于四肢及颈腰部；有舒展筋脉、滑利关节、松解粘连、帮助复位等作用。

1.颈椎斜扳法

患者坐位，颈部微屈低头；医师站立于患者侧后方，一手掌托患者下颏部，另一手掌面置于患者枕部，两手协同，先使受术者头颈向外上方旋转，至弹性限制位；然后用“寸劲”做一突发小幅度的扳动，听到弹响声后松手，若无弹响声不要强行扳动。

2.胸椎扳法

患者坐位，两手十指交叉扣住并抱于枕后部。术者立其后，用双手分别握住患者两肘部，以一侧膝关节顶在患椎棘突上，同时嘱患者主动向后扩胸至最大限度，并深呼吸，在患者呼气末，术者两手托其肘快速小幅度将两肘向后扳动，同时膝关节前顶，此时胸椎常可发出弹响声，随即松手。同样强调若无弹响声则不要强行扳动。

3.腰椎斜扳法

患者健侧卧位，下肢伸直，患侧膝、髋关节屈曲，内踝置于健侧膝关节处。术者以一前臂顶患者肩关节向后推，另一上肢以前臂上段抵住臀部向前扳，主要发力点在臀部。将脊柱扭转至弹性限制位后，做一突发小幅度的扳动。此时腰椎常可发出弹响声，随即松手。需强调的是，若无弹响声则不要强行扳动。

4.腰椎后伸扳法

患者俯卧位，医师站于患侧，一手掌根按抵偏凸的棘突，另一手托住对侧大腿远端向上扳到弹性限制位，然后做一突发小幅度的扳动，掌根豌豆骨同时推压棘突。

（四）拔伸法

拔伸法指的是固定关节或肢体的一端，牵拉另一端，应用对抗的力量使关节得到伸展的手法，包括脊柱和四肢关节的拔伸。

1.颈椎仰卧位拔伸法

患者仰卧位，医师坐于或站于其头端，面向患者，用一手托扶住其枕后部，另一手托扶下颏部，两手臂协调用力，托扶住患者的头部沿水平线向其头顶端缓慢牵引，使其颈椎持续地处于水平位牵引，也可根据不同需要向不同方向牵引。

2.肩上举拔伸法

患者坐于低凳上，医师站于其侧后方，双手握住其肘部，慢慢向上做上举运动至最大限度停止，使肩部保持向上持续性牵拉，停留片刻。

3.腕关节拔伸

患者坐位，医师用一手握住患者的前臂下端，另一手握住其手掌部，两手同时向相反方向水平用力，缓慢地进行拔伸。

4.指间关节或掌指关节拔伸法

医师用一手握住患者的患侧腕关节，另一手捏住其患指末节掌背面，两手同时向相反方向用力，缓慢地拔伸其指间关节和掌指关节。

5.腰椎拔伸法

患者取俯卧位，双手抓住头端床沿（或助手抓住受术者两腋部对抗牵拉）。医师站在其后，两臂伸直，双手分别握住两踝部抬起，身体后倾，将患者下肢向远端牵拉，持续1～2分钟。

6.膝关节拔伸法

患者取仰卧位,双手握住其踝部,向水平方向拔伸膝关节。

七、复合类手法

(一)按揉法

按揉法是由按法和揉法相结合而成的一种复合手法。在按法的基础上增加环转揉动,或在揉法的基础上,增加向下的力量。按揉法分为指按揉和掌按揉;按揉适用于全身各处部位和穴位,指按揉主要用于穴位;掌按揉主要用于面积比较大,肌肉肥厚而又平坦的部位。

(二)扫散法

扫散法是指用拇指桡侧缘和其余四指指端自头颞部向耳后,太阳穴到风池穴做来回推擦的手法,可单手操作,也可双手操作,这种手法必须在颞枕部操作,不可用于他处。

扫散法具有祛风散寒、平肝潜阳、通经止痛之功用,常用于治疗头痛、眩晕、高血压、不寐等症。

(三)弹拨法

弹拨法是弹法和拨法的结合,指在拨法的基础上,施以弹动之力,拨而弹之,弹而拨之。该手法常用于各种痛症及慢性筋伤伴有软组织粘连的治疗。

(四)推摩法

推摩法是一指禅偏峰推法与其余四指的摩动同时操作的一种手法,适用于胸腹部、胁肋部。由于四指的固定作用,利于一指禅在胸腹部的操作。

(五)揉捏法

在捏法的基础上,配合手指的揉捻动作。

第三节　小儿推拿常用手法

小儿推拿手法与成人推拿一样具有简、便、效、廉等特点,而且更加容易掌握,基本有“按、摩、掐、揉、推、运、搓、摇”八法。随着小儿推拿的发展,许多成人手法也演变运用到小儿推拿中，成为小儿推拿的常用手法，如擦法、扳法，以及捏法、挤捏法、捣法、振法等。有些手法虽然在名称、操作方法、注意事项等方面和成人相似，但在运用时，其手法刺激强度、节律、频率、操作步骤和要求却完全不同。在临床应用中，小儿推拿手法经常和具体穴位结合在一起，如推上七节骨、摩腹、揉脐、捣小天心等。同时，在治疗中，手法刺激的强弱、操作方向及频率和次数，均能影响补泻作用，直接影响甚至决定疗效。如同用推法作用于七节骨穴位上，向上推能温阳止泻，多用于虚寒性腹泻；向下推则泻热通便，多用于肠热便秘，或热性痢疾等症。

一、基本用法

由于小儿的生理病理特点，决定了小儿推拿手法必须做到轻快柔和，平稳着实，补泻分明。小儿推拿某些手法与成人推拿手法在名称、操作、动作要领等方面并无严格的区分，如揉法、摩法、捏脊法等，只是在手法运用时，其用力大小和刺激强度不一样，但有些手法基本只在小儿推拿中应用，如运法、捣法等。

(一)推法

推法是指用拇指或示指、中指指面，在穴位上做单方向的直线或环形推动的手法。推法分为直推法、旋推法、分推法、合推法，其中以直推法临床应用最多。

1.操作方法

(1)直推法(图 3-1)：术者用拇指桡侧或指面，或示指、中指指面，在穴位上做单方向的直线推动。每分钟推 150～250 次。

(2)旋推法(图 3-2)：术者用拇指指面在穴位上做旋转方向推动，速度较运法快，用力较指揉法轻。每分钟推 150～200 次。

(3)分推法(图 3-3)：术者用两手拇指桡侧，或示指、中指指面自穴位向两旁做“←·→”一字形或“↙·↘”八字形方向推动。分推 20～50 次。

(4)合推法(图 3-4)：合推法又称合法，是分推法的反向操作。术者用拇指螺纹面自两旁向一点推动合拢，推 20～50 次。

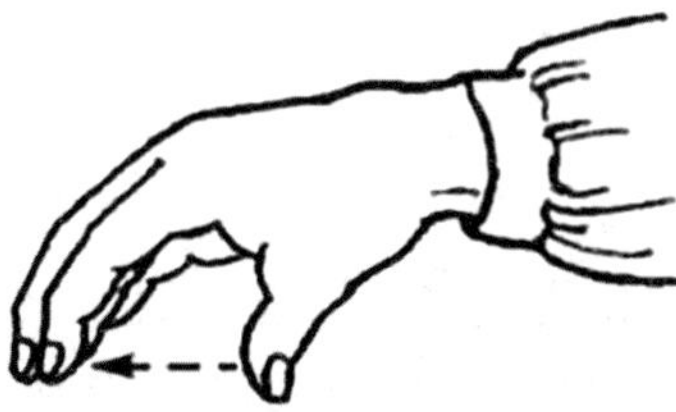

图 3-1　直推法

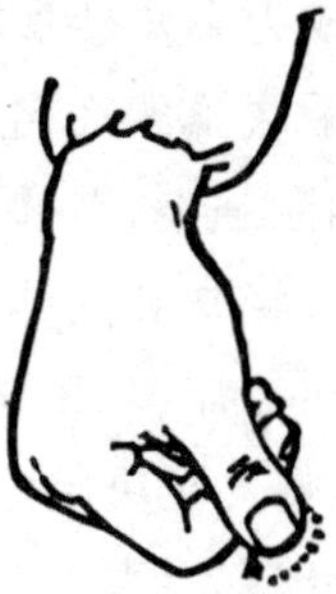

图 3-2　旋推法

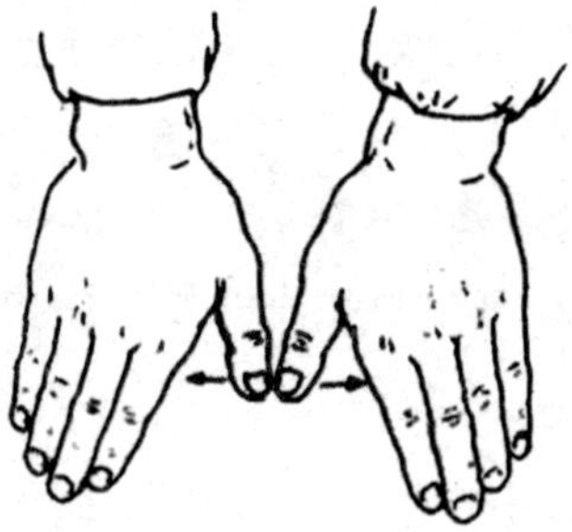

图 3-3　分推法

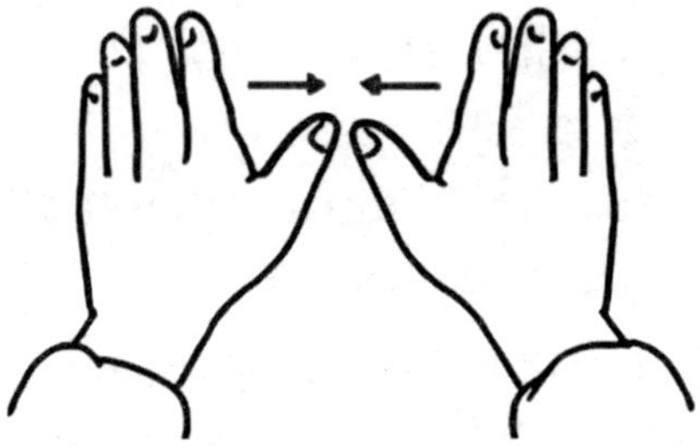

图 3-4　合推法

2.动作要领

(1)直推法:用拇指指面直推时,手握空拳,靠腕部带动拇指做主动内收活动发力,外展时放松。用示指、中指指面直推时,示指、中指并拢伸直,其余三指屈曲合拢,靠腕部摆动带动肘部做适当屈伸活动,使示指、中指发力。操作时,肩、肘、腕关节放松,动作轻快,着实平稳,节律均匀,直线推动,不可歪斜。

(2)旋推法:手握空拳,伸直拇指,靠拇指螺纹面做小幅度的旋转推动,如同拇指做摩法一样。仅在皮肤表面推动,不带动皮下组织。操作时,肩、肘、腕、掌指关节放松，动作协调连贯，均匀柔和，速度较直推法略慢。

(3)分推法：一字分推法，靠肘关节的屈伸活动，带动拇指和掌着力部分做横向直线分推；八字分推法，靠手腕和拇指掌指关节的内收、外展活动，带动拇指指面着力部分做弧线分推。双手用力要均匀一致，动作柔和协调，节奏轻快平稳。

(4)合推法：合推法是一字分推法的反向操作，动作要领与分推法相同。常在手腕横纹处做直线合推，动作幅度较小。

3.注意事项

(1)选择适应病情需要的介质，边蘸边推，注意干湿适宜，不要推破皮肤。

(2)根据病情、穴位和部位的需要，注意手法在穴位上的操作方向、用力大小和频率快慢。

(3)推法从摩法演变而来，但力度比摩法、运法为重，较指揉法为轻，旋推法犹如单指摩法，操作时，注意揣摩，加以区别。

(二)揉法

1.操作方法

(1)指揉法(图 3-5)：术者以拇指或中指的螺纹面或指端，或示指、中指、无名指指面吸定于穴位或治疗部位上，做轻柔和缓、小幅度、顺时针或逆时针方向的旋转运动，发力带动该处的皮下组织一起揉动。

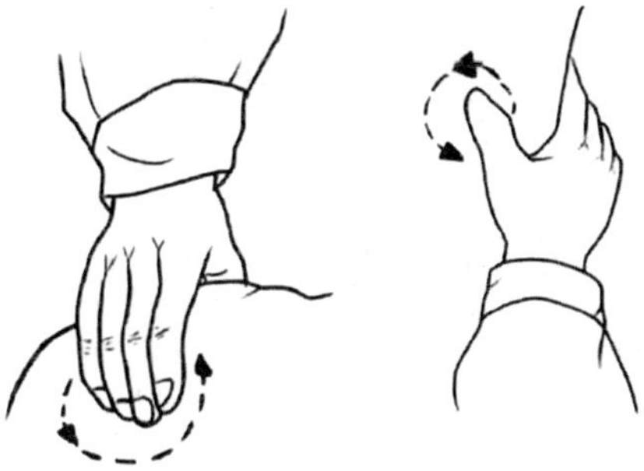

图 3-5　指揉法

(2)鱼际揉法：术者以大鱼际着力于施术部位，稍用力下压，腕部放松，前臂主动运动，通过腕关节带动着力部分在治疗部位上做和缓，小幅度，顺时针或逆时针方向的环旋揉动，使该处的皮下组织一起揉动，如大鱼际揉法(图 3-6)。

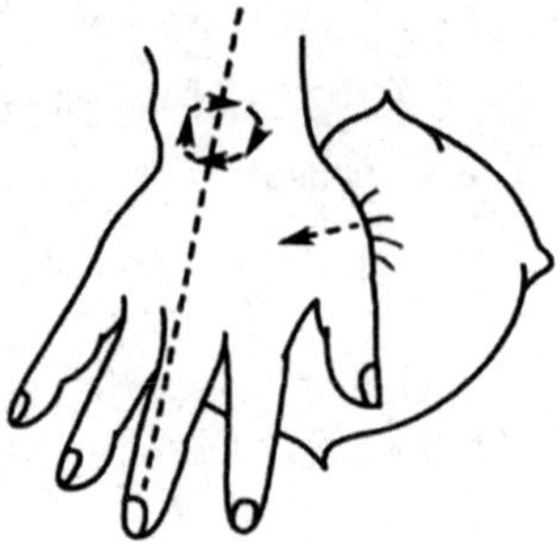

图 3-6　大鱼际揉法

(3)掌揉法(图 3-7):术者以掌心或掌根着力,吸定在治疗部位上,稍用力下压,腕部放松,以肘关节为支点,前臂做主动运动,带动腕部及着力部分连同前臂做轻柔和缓,小幅度,顺时针或逆时针方向的旋转揉动,使该处皮下组织一起揉动。

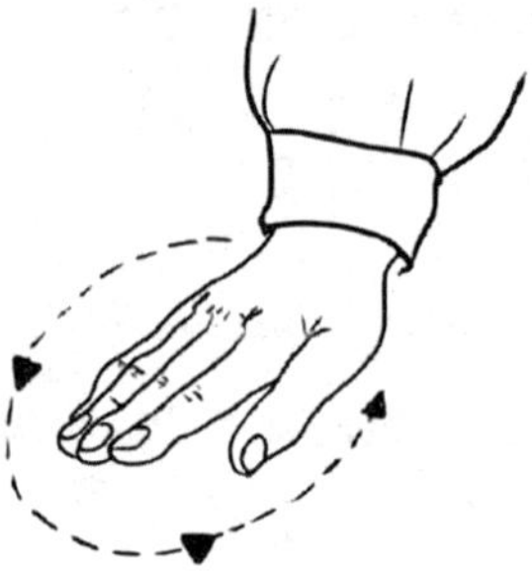

图 3-7　掌揉法

2.动作要领

(1)手腕放松,以腕关节连同前臂做回旋活动。指揉法时腕关节要保持一定的紧张度;掌根揉时腕关节略有背伸,松紧适度。

(2)操作时压力要均匀着实,动作宜轻柔有节律。

(3)操作频率为每分钟 160～200 次。

3.注意事项

(1)操作时,手吸定皮肤不离开,不要在皮肤上摩擦。

(2)揉动力量和幅度要适中,不宜过大。

(三)按法

1.操作方法

(1)指按法:分为拇指按法和中指按法。①拇指按法(图 3-8):拇指伸直,手握空拳，示指中节桡侧轻贴拇指指间关节掌侧，起支持作用，以协同助力。用拇指螺纹面或指端着力，吸定在患儿治疗穴位上，垂直用力，向下按压，持续一定时间，按而留之，然后放松，再逐渐用力向下按压，如此一按一压反复操作。②中指按法：中指伸直，掌指关节略屈，稍悬腕，用中指指端或螺纹面着力，吸定在穴位上，垂直用力，向下按压。余同拇指按法。

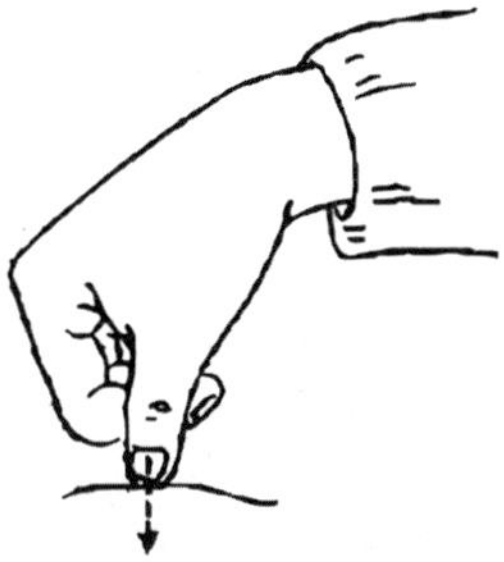

图 3-8　拇指按法

(2)掌按法(图 3-9)：腕关节背伸，五指放松伸直，用掌心或掌根着力，按压在治疗部位上，垂直用力，逐渐向下按压，并持续一定时间，按而留之。其余同拇指按法。

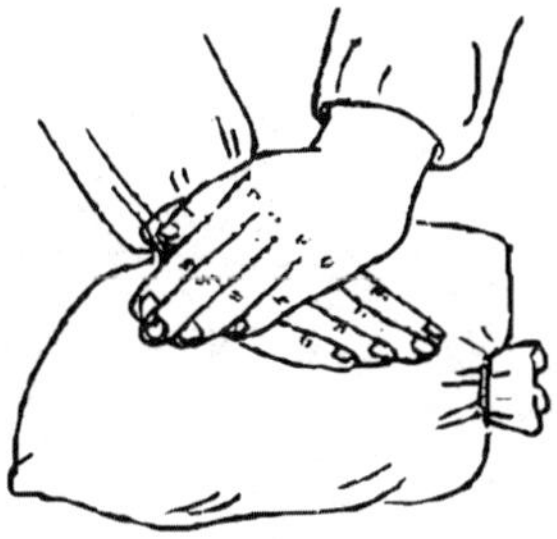

图 3-9　掌按法

2.动作要领

(1)拇指按时，拇指伸直，手握空拳，示指中节桡侧轻贴拇指；中指按时，伸直中指，其余四指屈曲放松，垂直用力，向下按压。

(2)掌按时，腕关节背伸，五指放松伸直，用掌心或掌根着力按压。

3.注意事项

(1)按法属于强刺激手法，小儿形气未充，脏腑娇嫩，使用时切忌暴力。

(2)临床上很少单独应用，多与揉法结合使用。

(四)摩法

1.操作方法

(1)指摩法(图 3-10):术者指掌自然伸直,示指、中指、无名指和小指并拢,用示指、中指、无名指和小指指面,附着于一定部位或穴位上,前臂主动运动,带动腕关节做顺时针或逆时针方向环形摩动。

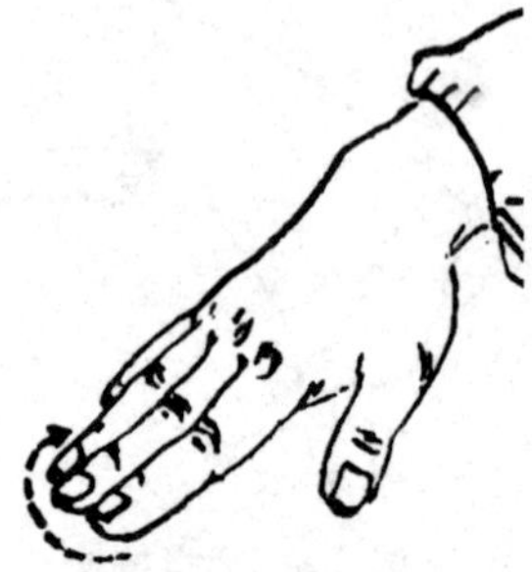

图 3-10 指摩法

(2)掌摩法(图 3-11):术者手掌自然伸直,用掌面着力,附着于一定部位或穴位上,前臂主动运动,带动腕关节做顺时针或逆时针方向环形摩动。

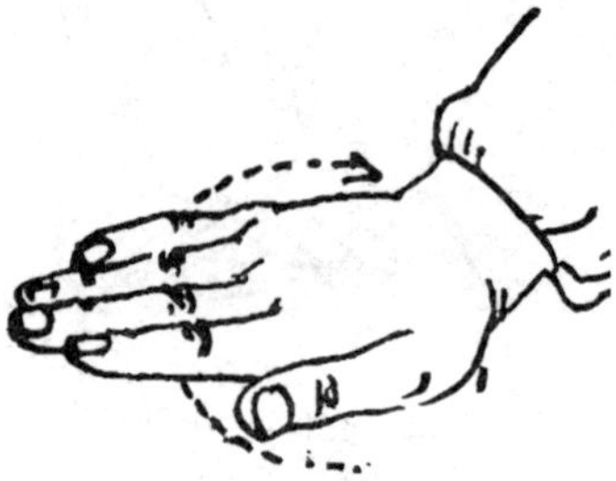

图 3-11 掌摩法

2.动作要领

(1)肩、肘、腕放松,肘关节微屈,掌指自然伸直。

(2)掌指着力部分要随腕关节连同前臂一起做环形移动。

(3)摩法要轻柔和缓,速度均匀协调,有节律,不带动深层组织。

(4)操作频率为每分钟 120 次左右。具体根据病情而定,急摩为泻,缓摩为补。

3.注意事项

(1)摩法作用温和,用力不宜过重,也不宜过轻。

（2）根据病情选择摩动的方向和使用的介质。

（五）掐法

1.操作方法

术者拇指伸直，手握空拳，用拇指指甲着力，吸定在治疗部位，逐渐用力掐之（掐法见图 3-12）。

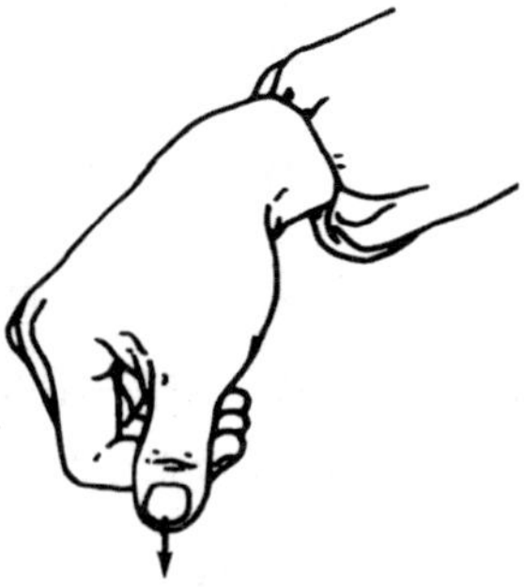

图 3-12　**掐法**

2.动作要领

（1）拇指与操作穴位垂直。

（2）掐时缓缓用力，切忌突施暴力。

3.注意事项

（1）掐时要逐渐用力，以达渗透为止，不要掐破皮肤。

（2）掐 3～5 次，或醒后即止。

（3）掐后轻揉局部以缓解不适。

（六）捏法

捏法指用拇指桡侧缘顶住皮肤，示指、中指前按，拇指、示指、中指三指指端捏住皮肤并同时用力提拿，自下而上，双手交替捻动向前；或示指屈曲，用示指中节桡侧顶住皮肤，拇指前按，两指同时用力提拿皮肤，自下而上，双手交替捻动向前。捏法分拇指后位捏法和拇指前位捏法两种。

1.操作方法

（1）拇指后位捏法（图 3-13）：患儿俯卧，露出被捏部位，术者双手呈半握拳状，拳心向下，拳眼相对，用拇指桡侧缘吸定并顶住小儿龟尾穴两旁皮肤，示指、中指前按，拇指、示指、中指三指同时用力提拿，自下而上，双手交替捻动至大椎穴处。

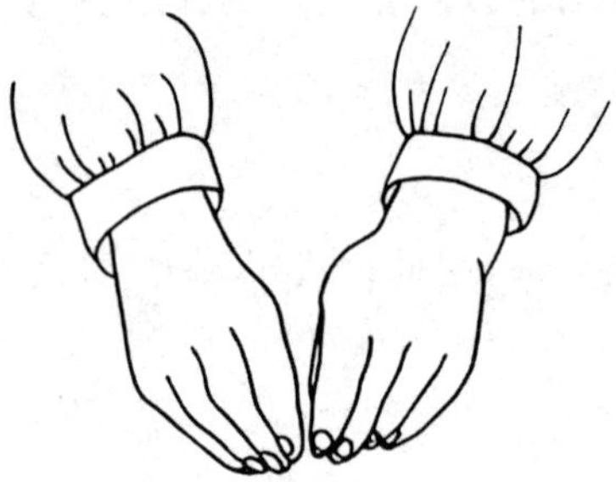

图 3-13 拇指后位捏法

(2)拇指前位捏法(图 3-14):患儿俯卧,露出被捏部位,术者双手握空拳状,拳心相对,拳眼向前,两手拇指伸直前按,示指屈曲,用示指中节桡侧顶住小儿龟尾穴两旁皮肤,拇指、示指同时用力提捻皮肤,自下而上,双手交替捻动至大椎穴处。

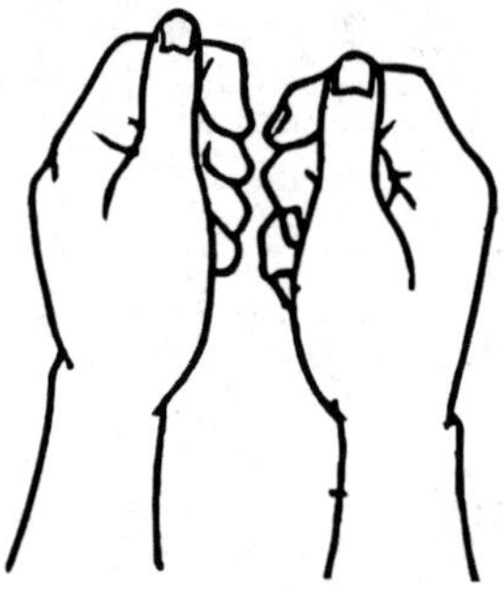

图 3-14 拇指前位捏法

2.动作要领

(1)肩、肘、腕放松,手指捻动要灵活,协调。

(2)操作时用力要均匀一致。

(3)每次操作 3～5 遍,一般先做 3 遍捏法,再做 2 遍提捏法。提捏法就是捻动经过相应的穴位时用力提拿,即所谓"捏三提一法"。

3.注意事项

(1)操作时捏起皮肤多少和提拿用力大小要适当,捏得太紧不容易向前捻动推进,捏少了皮肤容易滑脱,亦不可拧转皮肤,以免产生不必要的疼痛。

(2)操作时应直线前进,不可歪斜。

(3)常用滑石粉为介质。

(4)要修剪好指甲,防止划伤皮肤。

（七）运法

运法指用拇指或示指、中指螺纹面在相应穴位上由此往彼，做弧形或环形推动。

1.操作方法

术者一手握住小儿手指，使被操作手掌平坦，掌心向上，用另一手的拇指或示指、中指螺纹面在相应穴位上由此往彼，做弧形或环形推动，如拇指运法（图 3-15）。

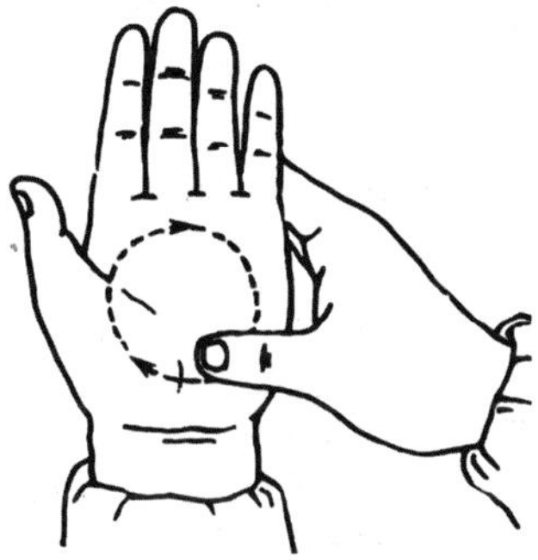

图 3-15　拇指运法

2.动作要领

（1）操作时指面要紧贴于穴位。

（2）用力宜轻不宜重，力量仅达表皮，不带动皮下组织；频率宜缓不宜急，每分钟 80～120 次。

（3）运法的操作方向与补泻有关，应根据病情需要进行选择。

3.注意事项

操作时要根据病情选用介质。

（八）拿法

1.操作方法

术者用单手或双手的拇指和其余手指的指面相对用力，捏住施术部位，逐步收紧提起，进行一紧一松，连续不断地提捏并施以揉动拿捏。

2.动作要领

（1）肩、肘、腕放松，虎口紧贴操作的肌肤，腕掌自然蓄力，拇指与其余手指面相对用力提拿，重点用拇指面着力。

（2）捏提中含有揉动之力。拿法其实是一种复合手法，由捏、提、揉三种手法组合而成。

（3）拿法操作用力，要由轻到重，动作要柔和而连贯，刚中有柔。

(4)拿1～3次。

3.注意事项

(1)动作要协调,切忌死板僵硬,操作时不要突然用力,或力量过大,更不能拿捏太久。

(2)要修剪好指甲,防止指端内扣伤及皮肤。

(3)拿法刺激性较强,常配合捏法同时使用,组成拿捏法。

(4)单纯拿法通常放在治疗的最后操作。拿法后继以揉法,以缓解不适。

(九)搓法

搓法(图3-16)指用双手的掌面夹住一定部位,相对用力做快速揉搓,或同时上下往返移动。

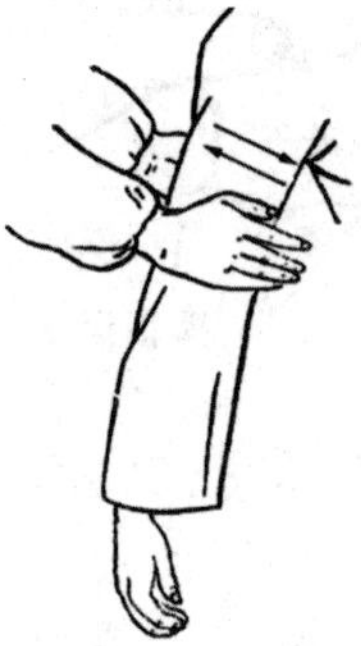

图3-16 搓法

1.操作方法

小儿取坐位,术者用双手掌面着力,附着在肢体两侧,相对用力夹住施术部位,做快速揉搓,同时做上下往返移动。

2.动作要领

(1)肩、肘、腕放松,两手自然伸直。

(2)操作时,双手用力要对称、柔和,动作要协调连贯,速度要均匀一致。

(3)上下往返移动时,搓动要快,移动要慢,做到紧搓慢移。

3.注意事项

(1)操作时,被搓肢体要处于完全放松体位。

(2)操作时,忌用粗暴蛮力,避免搓伤皮肤、肌腱。

(十)擦法

擦法指用手掌面或大小鱼际着力于体表部位,做较快速的直线来回摩擦。根据操作部位不同,分为掌擦法、大鱼际擦法、小鱼际擦法。

1.操作方法

术者用手掌面或大、小鱼际置于体表施术部位，腕关节伸直，使前臂与手掌相平，以肘或肩关节为支点，前臂或上臂做主动运动，使手的着力部分在体表做较快速往返直线摩擦移动，使之生热。用全掌着力为掌擦法(图 3-17)；用大鱼际着力为大鱼际擦法(图 3-18)；用小鱼际着力为小鱼际擦法(图 3-19)。

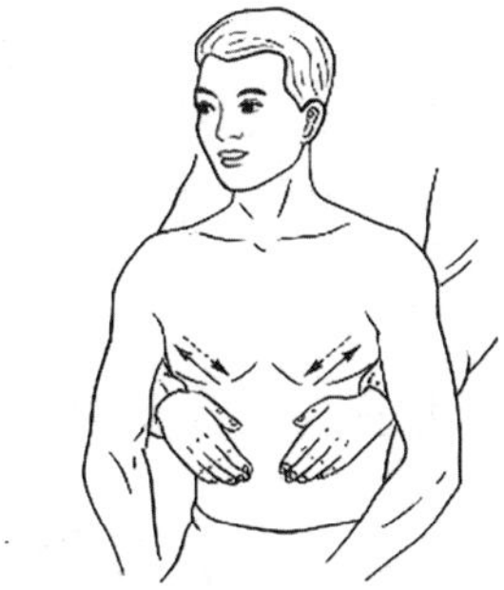

图 3-17　**掌擦法**

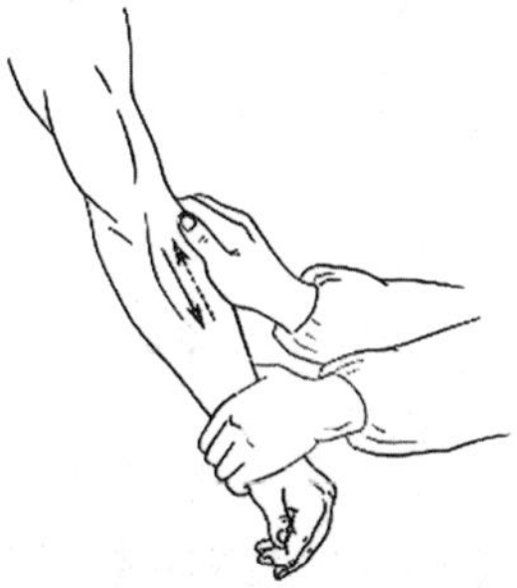

图 3-18　**大鱼际擦法**

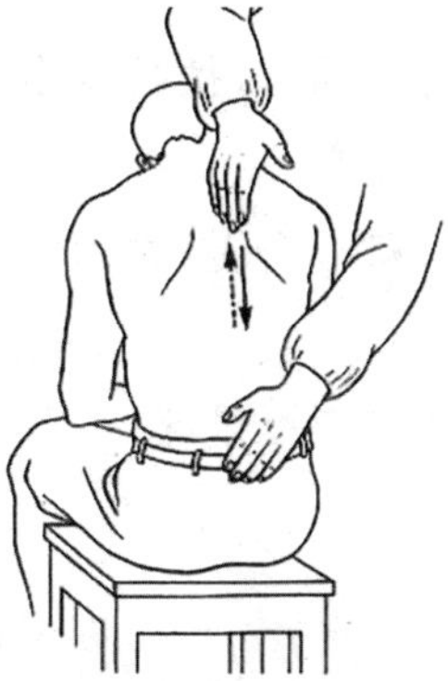

图 3-19　**小鱼际擦法**

2.动作要领

(1)操作时,要直线往返,不可歪斜。

(2)着力部分要紧贴皮肤,但不要僵硬地用力,以免擦破皮肤。

(3)动作连贯,速度均匀,用力以透热为度。

3.注意事项

(1)术者操作时应自然呼吸,不要憋气。

(2)根据病情选用适宜的油膏为介质,保护皮肤,增强疗效。

(3)擦过的部位不要再用其他手法,以免损伤皮肤。

(十一)捻法

捻法(图 3-20)指用拇指、示指捏住治疗部位,做相对用力的往返捻动。

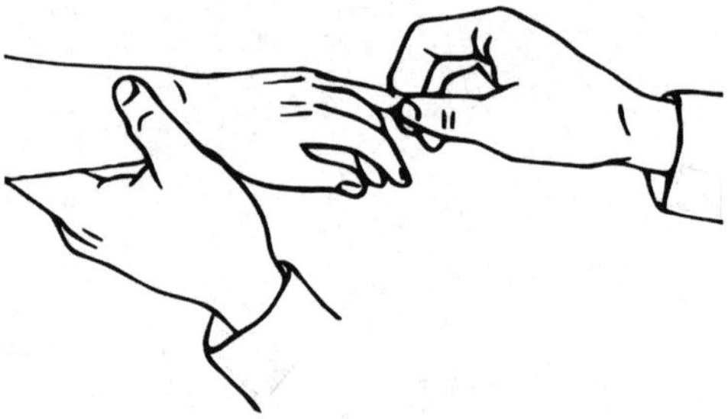

图 3-20　捻法

1.操作方法

术者用拇指螺纹面与示指桡侧缘或螺纹面,捏住治疗部位,拇指、示指主动运动,稍用力做快速捻动,如捻线状。

2.动作要领

(1)拇指、示指面相对用力捻动时,揉劲宜多,搓劲宜少。

(2)动作要灵活轻巧,快速连贯。

(3)捻动力量要均匀柔和,移动要慢,做到紧捻慢移。

3.注意事项

(1)捻动幅度不要过大,用力不可呆滞。

(2)操作时要辅以介质。

(十二)摇法

1.操作方法

术者用一手握住或扶住关节近端的肢体,另一手握住关节远端的肢体,做缓和环形旋转运动。做颈项部被动的环转运动称颈项部摇法，临床中有肩关节、腕关节、髋关节、踝关节等部位摇法。

2.动作要领

(1)摇法动作要和缓，用力要平稳，两手配合要协调。

(2)摇动的方向和幅度要在生理活动许可范围内。

3.注意事项

(1)用力由轻到重，由小到大，不得使用暴力。

(2)关节摇转时宜缓宜慢。

(十三)捣法

捣法指用中指端或示指、中指屈曲的指间击打体表一定部位。

1.操作方法

术者以一手握住小儿手掌，使其掌心向上，另一手的手腕自然下垂，前臂主动运动，通过腕关节的屈伸运动，带动中指端或示指、中指屈曲的指间关节，做有节奏地叩击穴位。

2.动作要领

(1)操作时，指间关节放松，腕关节主动屈伸，形同指击状。

(2)对准穴位捣击，用力要稳，动作要有节奏和弹性。

(3)每个穴位捣 5～20 次。

3.注意事项

(1)捣击时不要用暴力。

(2)修剪好指甲，避免捣击时损伤皮肤。

(十四)捏挤法

捏挤法指用两手拇指、示指捏住选定部位的皮肤，两手相对用力挤捏。

1.操作方式

小儿平卧或坐位，术者用两手拇指、示指捏住选定部位的皮肤，相对用力向中央捏挤，使局部皮肤变成紫红色或紫黑色。

2.动作要领

(1)两手腕放松、端平，两手指尖相对，相距约 1 cm。

(2)捏起皮肤时动作要轻，相对用力挤捏时速度要快。

(3)每个穴位或部位捏挤 1～3 次。

3.注意事项

(1)操作时动作要熟练灵活。

(2)捏挤范围仅小米粒大小,不宜过大。

(3)捏挤不要超过规定次数。

(十五)刮法

刮法指用边缘光滑的器具,或手指蘸润滑液体,在患儿一定部位或穴位的皮肤上,做单方向的直线刮动。

1.操作方法

小儿卧位或坐位,术者用拇指桡侧或示指、中指螺纹面,或手握汤匙、铜钱、玉环等器具,用其光滑的边缘着力,蘸润滑液,在患儿治疗部位的皮肤上,做由上向下或由内向外的直线刮动。

2.动作要领

(1)刮动时紧贴皮肤,用力均匀适当。

(2)选用的器具必须光滑清洁。

(3)常选用麻油、清洁凉水、薄荷水等为介质。

(4)刮时紧刮慢移,以皮肤呈紫红色为度。

3.注意事项

(1)不要刮破皮肤。

(2)操作用力以患儿能接受为度。

(3)切忌不使用介质直接操作。

二、复式操作法

(一)黄蜂入洞

1.操作方法

术者一手扶着患儿头部,使其相对固定,另一手的示指、中指指端在患儿两鼻孔下缘处,以腕关节带动着力部分做反复揉动 20～50 次。

2.作用

该法发汗解表,宣肺通窍;主要用于治疗外感风寒,发热无汗,急、慢性鼻炎,鼻塞流涕,呼吸不畅等病症。

(二)揉耳摇头

1.操作方法

术者双手拇、示指指腹分别相对用力捻揉患儿两耳垂后,再捧其头左右摇之。揉 20～30 下,摇 10～20 下。

2.作用

该法开关镇惊，调和气血；用于治疗惊风。

（三）猿猴摘果

1.操作步骤

术者以双手拇、示指侧面分别夹住患儿两耳尖向上提 10～20 下，再捏两耳垂向下扯 10～20 下，如猿猴摘果状。

2.作用

该法行气化痰，镇惊安神；用于治疗寒痰、食积、惊悸不安等。

（四）双凤展翅

1.操作方法

术者双手示、中指分别夹住患儿两耳，上提 3～5 次后，再分别按揉眉心、太阳、听会、牙关、人中、承浆等穴，各 10～20 次。

2.作用

该法温肺散寒，用于治疗外感风寒，咳嗽多痰等肺系疾病。

（五）摇抖肘

1.操作方法

术者先以左手拇指、食指、中指托住患儿肘尖，再以右手拇指、食指插入其虎口，同时用中指按乾宫，然后屈伸患儿手上下摇之，摇 20～30 次。

2.作用

该法顺气和血，通经活络；用于治疗气血不和，上肢麻木，活动不利等病症。

（六）苍龙摆尾

1.操作方法

术者一手托患儿肘部，另一手拿患儿示、中、环、小指，左右摆动，如摆尾状，摆 20～30 次。

2.作用

该法开胸，退热，通便；用于治疗胸闷发热，烦躁不安，大便秘结等病症。

（七）飞经走气

1.操作方法

术者先用一手拿住患儿一手四指不动，再以另一手四指自曲池起往下按之、跳之，至总筋穴处数次。然后一手拿住患儿阴池、阳池二穴，另手将患儿一手四指向上往下，一屈一伸，连续 20～50 次。

2.作用

该法行一身之气，清肺化痰；用于治疗外感，咳嗽痰鸣等症。

（八）二龙戏珠

1.操作方法

术者用左手持患儿右手，使其掌心向上，前臂伸直，用右手示指、中指自患儿总筋处起，以两指头交互向前按之，直至曲池为一遍。按 20～30 次。

2.作用

该法镇惊定搐，调和气血；用于治疗小儿惊惕不安、惊风等病症。

（九）凤凰展翅

1.操作方法

术者两手拇指指甲掐患儿之精宁、威灵二穴，两手示、中指夹住患儿腕部上下摇动，如凤凰展翅之状，摇 20～50 下。

2.作用

该法温肺消胀，镇惊安神，除噎膈；用于治疗痰食积聚、气吼痰喘、惊风等病症。

（十）赤凤摇头

1.操作方法

术者一手拿患儿之肘部，另一手依次拿患儿五指上下摇之，如赤凤点头状，摇 20～30 下。

2.作用

该法通关顺气，补血宁心；消膨胀，定喘息，通关顺气，补血宁心。

（十一）运土入水

1.操作方法

术者用左手握住小儿示指、中指、无名指、小指，使其掌心向上，用右手拇指外侧缘自小儿脾土穴，沿手掌缘，经小天心、掌小横纹，推运至小指端肾水穴止，运 100～300 次。

2.作用

该法滋补肾水，利尿通便；用于肾阴不足，摄纳失调引起的小便赤涩、频数、少腹胀满、大便秘结等病症。

(十二)运水入土

1.操作方法

术者用左手握住小儿示指、中指、无名指、小指,使其掌心向上,用右手拇指外侧缘自小儿肾水穴,沿手掌边缘,经掌小横纹、小天心,推运至大指端脾土穴止,运100～300次。

2.作用

该法健脾和胃,润燥通便;用于治疗脾胃虚弱引起的消化不良、腹胀、便秘、泄泻、疳积等病症。

(十三)水底捞月

1.操作方法

术者先用凉水滴于掌心内劳宫处,在掌心做旋推,边推边吹凉气,然后由小指根推运起,经手掌尺侧、掌小横纹、小天心至内劳宫处,边推边吹凉气。

2.作用

该法清热凉血,用于治疗高热神昏,热入营血,烦躁不安,便秘等实热病症。

(十四)打马过天河

1.操作方法

术者先用一手拇指指腹揉内劳宫后,再以示、中指并拢,用中、末节指腹着力,自内关经间使,循天河向上,一起一落弹打到洪池为一遍,打10～20遍。亦可用示、中二指由内关起,循天河弹至洪池穴。

2.作用

该法通经行气,利关节;用于治疗高热烦躁、神昏抽搐、上肢麻木等实热病症。

(十五)开璇玑

1.操作方法

术者先用两手拇指自患儿璇玑穴处沿胸肋自上而下,分推至季肋部,再从胸骨下端鸠尾穴向下直推至脐,然后由脐向左、右推摩患儿腹部,最后从脐直推至小腹部。上述各法均操作50～100次。

2.作用

该法宣通气机,消食化痰;用于治疗风寒束肺,食积不化引起的咳嗽气促、胸腹胀、腹痛、呕吐、泄泻,外感发热,神昏惊搐等病症。

(十六)按弦搓摩

1.操作方法

令人抱患儿于怀中,患儿两手自然下垂,医者两手五指伸直并拢,自患儿两胁搓摩至肚角处。手要贴紧皮肤如按弦状,搓摩 50～100 次。

2.作用

该法顺气化痰,除胸闷,开积聚;用于积痰积滞引起的咳嗽气急,胸闷痰喘,积聚等病症。

(十七)揉脐及龟尾并擦七节骨

1.操作方法

患儿取仰卧位,医者一手揉脐,另手揉龟尾,揉毕,再令患儿取俯卧位,自龟尾推至命门,为补;反之为泻。做 40～80 次。

2.作用

该法补法能温阳止泻,泻法能泻热通便;用于治疗泄泻、痢疾、便秘等病症。

(十八)总收法

1.操作方法

术者用左手示、中指,先掐后按揉患儿肩井穴,再用右手拇指、示指、中指,拿捏住患儿示指和无名指使患儿上肢伸直,并摇之,摇 20～30 次。

2.作用

该法能通行一身之气血,诸症推毕,均宜用此法收之,用于小儿推拿结束手法。

三、基本要求

小儿推拿手法的基本要求是轻快柔和,平稳着实,补泻分明。由于小儿脏腑娇嫩,形气未充,肌肤柔弱,因而特别强调手法用力轻巧,适达病所而止,不可蛮力粗暴,强拉硬扯。尤其对新生儿,手法更要轻柔,手随心转,法从手出,变通在心。手法操作要轻而不浮,重而不滞,用力要和缓、灵巧。

对不同年龄的小儿,手法用力应有所区别。再者,对于各种不同的手法,又有其独特的要求,如推法应用时要轻快,轻而不浮,快而着实,频率每分钟约 200 次;摩法则要均匀柔和,做到轻柔不浮,重而不滞;掐法要既快又重;拿法要做到刚中有柔,刚柔相济。拿法和掐法刺激较强,次数不可太多,通常应放在治疗的最后使用。各个部位摇法的使用应争取患儿的配合,在放松体位下进行。

四、小儿推拿补泻

小儿推拿是通过手法操作，作用于患儿体表穴位，防治疾病的一种方法。其补泻作用，是通过手法刺激的强弱，手法在穴位上的操作方向，手法操作的时间和频率以及所选穴位的治疗作用等综合因素实现的。

（一）手法力度强弱

根据手法作用于体表穴位上力的大小，或手法刺激的强弱，可发挥补泻的不同作用。一般来说，凡力度小，刺激弱，轻快柔和的手法多具有补的作用，如揉法、运法等；凡力度大，刺激强的手法多具有泻的作用，如按法、掐法、拿法等。掐之则生痛，这类手法在穴位上操作多有醒神开窍、通经止痛的作用。揉、运、摩、推等手法则较柔和，轻重适宜，缓急恰当，能调阴阳，和气血，活经络，调理脏腑功能，因而具有补益身体、扶助正气的作用。当然，这是指在同一穴位上操作相比较而言。同一种手法对不同年龄和体质的小儿，对不同穴位也可产生补泻不同的效应，如对新生儿若用5～6岁儿童推法的施术力度，即可产生泻法的作用。再如用同一力度施推法于同一人的两个不同穴位，则可有补泻之别，譬如旋推脾经，谓补脾经，能健脾助运；从大椎穴向龟尾施重推脊法，可退热散外邪，属于泻法。因此，手法补泻作用不仅与手法刺激的强弱、力量的大小有关，同时还与穴位本身的作用有一定的关系。

（二）手法操作方向

小儿推拿特定穴的设定是小儿推拿学的特点之一，这些穴位还以操作的特定方向决定其补泻作用。临证时常根据穴位点、线、面状分布的形态特点，采用直线或旋转方向不同的操作手法。

对于普通经穴的推拿操作，如中脘、三阴交等，其补泻操作皆以顺经脉走行方向推法为补，逆经脉走行方向推法为泻，顺逆方向交替施推法属平补平泻法。旋转方向的手法操作，见于揉、运、摩等手法，有关推拿补泻的左与右旋转规定，各书的论述不一。据临床观察，某些穴位施以旋转手法操作的补与泻作用差异不甚明显，但是，腹部的摩腹、揉中脘、揉神阙等，运用旋转补泻手法操作的作用则较为明显。目前临床多以顺时针方向（右）旋转操作为补法，逆时针方向（左）旋转操作为泻法。

（三）手法操作频率和次数

推拿手法在穴位上操作次数的多少和频率的快慢，也是实现手法补泻不同作用的方法之一。针对患儿机体虚实状况，施以适当的推拿手法操作次数和频率，能使疾病很快痊愈；反之，若操作次数少，时间短，达不到治疗剂量，必然影响治疗效果；而如果操作次数过多，频率过快，则并无益，甚或有害。一般来说，对年龄大，体质强，病属实证的患儿，手法操作次数宜多，频率较快；对年龄小，体质弱，病属虚证的患儿，则相对操作次数较少，频率也较慢。目前临床一般认为，对一岁左右的患儿，使用推、揉、摩、运等较柔和的手法，一个穴位操作300次左右为宜。一般掐、按、拿、搓、摇等手法，只需3～5次即可。总之，小儿推拿应在辨证分析的基础上，把握虚实，因人制宜，灵活掌握推拿操作的次数和频率，才能提高临床疗效。

推拿手法的施术力度、速度、方向和次数以及穴位本身的作用等综合因素是推拿手法产生补、泻或平补平泻效应的重要因素，必须全面掌握，灵活应用。临证能恰当地把握补泻方法和技巧是获得满意临床疗效的重要方面。

第四节　推拿手法的应用规律

一、临证施术要点

首先，推拿医师应准确掌握每一手法的动作要领，严格按照规范化的动作结构进行操作；其次，临证时选择推拿手法，应根据中医基本理论，在辨证论治的指导下，结合患者的体质、疾病的性质、病位的浅深、肌肉的形态、腧穴的功能和特性进行；最后，在治疗过程中运用手法的次序，应根据疾病的性质、病变的部位而定。如对关节运动障碍者，要先用作用于软组织类手法充分放松受术部位，在此基础上再应用被动运动类手法，一定要在正常的生理活动范围内和患者能够忍受的情况下进行，最终使手法刺激准确地传导到相应的组织结构和层次，直达病所，起到相应的治疗作用。

二、推拿处方与君臣佐使

推拿起效的关键，不仅与推拿手法的施术质量有关，也与操作部位、经络、腧穴的选择有密切关系，做到有方有法，灵活多变，此即推拿处方。

推拿处方是由推拿手法和施术部位为主组成的，体现了推拿辨证施术的原则，与方剂中的中药类似，根据治疗疾病的虚实阴阳，决定君臣佐使的顺序。在推拿处方时明确手法的君臣关系，其中主治手法临床应用广泛，多为“君”法，须重点掌握。反之，如捻法、搓法、抖法等辅助手法，临床作为结束性手法，多配合主治手法应用，发挥放松肢体、减轻推拿后不适感的作用，相当于“臣”法。

（一）主治手法

主治手法指医疗效果比较明显，在推拿临床使用频率最高的一类治疗手法，故又称主要手法。此类手法往往是各推拿流派中最具代表性的特色手法，也是最具临床医疗实用价值的一类手法，如一指禅推拿流派的一指禅推法，㨰法推拿流派的㨰法，内功推拿中的掌推法、推荡法，小儿推拿中的指推法，运气推拿中的振法，指针疗法中的按法、按揉法、按点法，点穴推拿中的击点法，四指推拿中的四指推法等。

（二）辅助手法

在治疗中起梳理、放松、整理等辅助作用的手法即为辅助类手法，如抖法、搓法、捻法等。推拿手法种类繁多，但是每一个临床推拿医师掌握和习惯使用的手法不一定很多，手法宜精不宜滥，贵专不贵多。作为推拿医师应悉心揣摩、研究每一种手法技术的动作要领，全面理解手法技术的力学原理，准确掌握每一种手法的动作结构，巧妙运用各项省力原则，使手法技巧与力量的运用完美地结合在一起，减少推拿医师自身体能的消耗和防止关节损伤。

三、推拿手法施术顺序

手法操作有一定的顺序，一般从头面→肩背→上肢→胸腹→腰骶→下肢，自上而下，先左后右（或男左女右，即男性患者先操作左侧后操作右侧，女性患者则反之），从前到后，由浅入深，循序渐进，并可依具体病情适当调整。局部治疗则按手法的主次进行。手法强度的控制要遵循先轻后重、由重转轻、轻重交替、最后结束手法的原则。

小儿推拿临床施术讲究一定的次序，一般应先头面，再上肢，三胸腹，四下肢，依次进行。手法应用时先选择轻柔缓和的手法，如推法、摩法等，对可能引起患儿不适感的掐法、捏脊等放在手法施术的最后进行，避免患儿哭闹影响治疗效果。

四、理筋为主，整脊为辅

各种急慢性损伤，首先是外力影响脊柱和四肢骨关节外部肌肉等软组织的力学特性，进而影响一侧脊柱或肢体的动力功能，从而形成机体左右两侧的不对称，结果便是造成力学概念上的应力集中，具体体现为左右关节受力失衡，充血、水肿等无菌性炎症反应，机化、钙沉积和骨质增生，这是脊柱和四肢骨伤科疾病最为常见的发病途径。理筋手法虽然主要作用于肌肉、韧带、筋膜等软组织，但同时能改善脊柱和四肢骨关节的失稳结构及阶段运动协调性，又可恢复和加强脊柱和四肢骨关节的运动功能，故理筋可以整骨，可达到疗效和安全并重的目标。而反复地对脊柱和四肢骨关节应用调整手法，必然会造成维持其内源性稳定的韧带组织出现蠕变效应，更加松弛，以致脊柱和四肢骨关节的稳定性进一步下降，而影响疗效。被动运动类手法施术前要明确诊断，掌握好适应证和禁忌证，排除骨折、脱位或肿瘤等疾病，以免造成不必要的伤害。操作时尽可能要降低手法调整的阻力，提高手法的成功率，所以，一定要在关节周围软组织和患者心理两方面均充分放松的状态下进行操作，有利于手法发挥效应，故其多在操作后期使用。患者肌肉放松，扳动时无抵抗，有时只用轻轻的外力即可成功。

如果关节周围肌肉紧张僵硬，扳法等被动运动类手法也容易出现意外。所以临床手法治疗必须高度重视舒筋通络，而不能一味地滥用“整脊手法”，要做到以筋脉调整为主，结构调整为辅，两者有机结合，辨证使用，确保安全。因此，应提倡以理筋为主，整脊为辅的治疗原则。

五、推拿手法的量效关系

推拿手法是以机械能的形式作为其对人体治疗的有效因子，此时，术者是施力者，受术者是受力者，互相组成了一个推拿治疗的力学系统，在这个系统中两者相互作用，手法对人体作用力的刺激量，由于手法动作类别的差异，其运动方式、作用形式及作用部位不一，故其动力学的综合参数就不完全相同。手法刺激应达到一定的阈上刺激强度，以引起机体的应答性反应而产生效应，过轻的阈下刺激则无效。

（一）推拿手法的时效性

推拿手法要求手法要有一定的力度，在某一具体部位或穴位操作时，应维持一定的时间，要使该部位产生感应，也就是说要有得气感，切勿不停地移动操作部位，使穴位还未产生感应（得气感）就已离开，尤其是对某些需重点治疗的部位或穴位，如在压痛点“按而留之”，通过较长时间的操作刺激，达到有效的刺激量；另一方面是指手法操作要维持一定的时间，即手法对某一疾病的整个治疗过程，要能保证持续作用一定的时间，并在操作中保持动作和力量的连续性，让手法产生的功力不断积累、渗透，最后达到由量变到质变的变化，以达到有效的刺激量。

一般在 1 个疗程开始阶段，治疗手法宜轻，以后在连续治疗过程中，当皮肤和神经系统有了适应能力，手法的刺激量就要逐渐增加，随着病情的恢复或手法作用的蓄积，其治疗剂量又可逐渐减少。

(二)推拿手法的渗透性

推拿手法直接刺激的组织层次以及该层次所能接收到多少手法作用功能，决定该组织产生多大的有效生物学效应，这是手法施治产生疗效的关键。手法作用层面上要渗透有应，直达病所。手法对机体的刺激，无论是以柔和为贵，还是以刚劲为用，都必须是手法的功力由表及里、深入透达，直至病所，通过经络系统的传导和反馈，使深部组织产生一定的反应(得气感)，进而通过神经反射、体液传输等途径，激发机体对手法的刺激产生较强的物理学效应和生物学效应，对机体内部组织的能量、信息变化产生相应的调整、调节作用，从而起到改善机体的生理病理状态，充分实现手法的防治功效。推拿手法作用于组织，其渗透程度如何，医师可根据手法选择、用力大小、用力方向、恰当的治疗点来控制。对疾病的手法治疗过程中，任意和无序地不分组织层次的操作，会导致手法力能的浪费，不但会消耗医师的体力和时间，不能集中手法力度产生最佳作用，还可能引发各种干扰反应，最终达不到好的疗效，甚至发生意外。因此，手法操作时要注意与患者的交流与沟通，询问其对手法不同力度、层次、方向、作用点的不同反应。力具有大小、方向、作用点三要素，在手法操作中也是十分重要的 3 个环节，三者不能分割开来，临床手法操作所产生的渗透效应取决于这 3 个要素的合理结合。如在肩胛骨内缘按揉或弹拨不能垂直胸壁用力，要在距离肩胛骨内缘一横指的部位按住阳性反应点朝向肩胛缝内用力，才能奏效。

有些推拿医师错误地认为手法力度的大小，手法刺激的强弱与治疗效果之间是一种简单的线性关系，当手法治疗效果欠佳的时候，会自觉或不自觉地以加大手法力度、强化手法刺激强度、增加关节运动幅度来寻求疗效的提高，然而在多数情况下，这种简单的思维方式并不能带来临床疗效的提高，相反可能对组织造成机械性损伤，出现一些异常情况，轻者影响疗效，重者可能对人体造成严重的损害，甚至危及生命。手法要具有一定的力度，这包括某一具体固定部位的压力和整个治疗过程中运用的功力。所以，如何掌握手法的物理刺激量和治疗效果之间的关系，是手法临床应用规律的重要课题，对临床有普遍的指导意义。当然，手法力量的轻重没有绝对值，也不是固定不变的，而是要根据治疗的对象、疾病的虚实、施治的部位和手法的性质来决定，使手法轻而不浮，重而不滞。医师方面，对于手法力量的运用，临床上仍难以定量施行手法操作，大体上只能根据个人的经验粗略分成轻、中、重 3 个等级，过轻达不到治疗效果，过重则易导致不良反应，甚至医源性损伤，出现意外。在患者方面，可因各人的体质和不同部位接受刺激的阈值不同而异，在临床上以患者有较强的“得气”感和较轻的“得气”感来分界，当然这只是一个近似值。如慢性颈肩腰腿痛患者在不同部位接受刺激的力度大小：颈项肩背部最强，腰骶部次之，胸背部及下肢部再次之。

总之，重视诊断、辨证施治、合理操作是推拿手法治疗的特色和优势所在，通过引入西医生理病理学以及生物力学原理，进一步研究探讨推拿手法的作用机制和疗效机制，有利于揭示推拿手法的应用规律，规范适应证，加快手法治疗由经验型向科学型过渡，减少和避免推拿意外的发生，保证患者身体健康。

第四章

推拿意外与预防

第一节 晕 厥

晕厥是在推拿过程中患者发生晕倒、昏厥的现象，有学者称之为“晕推”。

一、病因

该情况由患者过于紧张、体质虚弱、疲劳、过饥过饱，或因推拿手法过重或时间过长而造成。

二、临床表现

（一）症状

烦躁不安，表情淡漠，反应迟钝，嗜睡，意识模糊，甚至昏迷不醒。

（二）体征

面色苍白，口唇、甲床轻度发绀，四肢皮肤湿冷，脉搏细弱而快，血压下降，呼吸深而快，尿量明显减少等。

三、处理

发现患者有晕厥时，应立即停止推拿，让患者平卧于空气流通处，患者取平卧位，不用枕头，腿部抬高 30°，注意保暖和安静，尽量不要搬动；可给患者喝些茶或开水，一般经休息后可好转和解除；如果晕厥严重，可采取掐人中、中冲，拿肩井，揉内关、合谷，掐十宣，按足三里等方法，促使其苏醒，也可配合针刺等方法或采取其他急救措施。除以上处理外，还必须做好抗休克治疗的准备，如吸氧和保持呼吸道畅通、建立静脉通道，维持水、电解质和酸碱平衡，血管扩张剂的应用，维护心、肺、肾脏正常功能等。必要时请内科医师急会诊。

四、预防

当患者紧张时，做好患者的思想工作，消除其对推拿的恐惧感；对体质虚弱、空腹和初次接受推拿的患者手法不宜过重，时间也不宜过长，注意诊室内保持空气流通和安静，防止晕厥现象的发生。

第二节　软组织损伤

软组织损伤指的是病变部位软组织，包括皮肤、皮下组织、肌肉、肌腱、韧带、关节附件等疼痛加重，常见的有颈、腰椎椎间盘组织损伤等。

一、病因

手法使用不当。在对颈、腰段脊椎推拿时用过度旋转、侧屈、挤压类手法，常引起椎间盘等组织损伤，出现颈、腰部挛痛加剧，甚至还会有明显的骨髓、神经根受压症状，后果非常严重。

二、临床表现

(一)症状

皮肤损伤者局部表现为明显的灼热感或剧痛；肌肉、肌腱、韧带损伤则表现出局部红肿热痛，伴有局部关节活动受限；关节囊损伤表现为关节肿胀、疼痛，功能活动受限。

(二)体征

皮肤起疱或破损，皮下可见大小不等的瘀斑，皮下出血部位皮肤张力增高，有压痛；肌肉痉挛，甚至有关节积液。

(三)辅助检查

MRI 检查可明确诊断韧带、肌腱是否断裂。

三、处理

症状较轻者，注意休息，热敷或理疗可以缓解疼痛。如椎间盘损伤，应绝对卧床休息。轻者，经卧床休息后，病痛可缓解；重者，可针对性选用镇痛药、神经营养剂，并加用适量镇静剂。经以上处理疼痛症状仍不能缓解者，可选用局部封闭治疗或用脱水剂、激素静脉滴注治疗。有典型脊髓受压症状，而经以上疗法无效者，应考虑手术治疗。

四、预防

医师要因人而异施术，正确掌握各种手法的动作要领和熟练程度，必要时可使用适当的推拿介质。对于椎间盘损伤的预防，要注意做脊柱旋转、侧屈、屈伸类被动运动时一定要在正常的生理范围内。不可经常或反复使用脊柱旋转复位法。

第三节　皮下出血

推拿一般无皮下出血现象，如果局部皮肤红肿，或皮肤发绀、瘀斑现象，说明是皮下出血。

一、病因

推拿手法过重或不当。

二、临床表现

局部疼痛，微肿，皮下可见大小不等的出血瘀斑，皮下出血的局部皮肤张力增高，有压痛，关节运动可因疼痛而受限制。

三、处理

出现微量的皮下出血或局部小块发绀时，一般不必处理，可以自行消退；若局部肿胀疼痛较剧烈时，发绀面积大而且影响到活动功能时，可先做冷敷止血，再做热敷或在局部轻柔推拿，以促使局部瘀血消散吸收。

四、预防

推拿时手法不要过重，手法要因人而异，力量适中，正确掌握各种手法的动作要领和熟练程度。特别对于血友病患者，更需柔和；对急性软组织损伤的患者不要急于使用湿热敷（一般在1～2天后，皮下出血停止，再配合使用），可以防止出血现象。

第四节 骨　折

临床上经常见到由于手法过于粗暴，或对关节的正常活动度认识不足，被动运动超过正常关节活动度，而使骨与关节、软组织损伤；或由于对疾病的认识不足，毫无准备地施行手法操作造成病理性骨折，甚至医源性骨与关节损伤。常见的有胸腰椎压缩性骨折、肋骨骨折。

一、胸腰椎压缩性骨折

（一）病因

推拿操作时，当患者取仰卧位，过度地屈曲双侧髋关节，使腰椎生理弧度消失，并逐渐发生腰椎前屈，胸腰段椎体前缘明显受到挤压，在此基础上，再骤然增加屈髋、屈膝的冲击力量，则容易造成胸腰段椎体压缩性骨折。

（二）临床表现

胸腰椎压缩性骨折多发于下胸段和上腰段。应仔细了解损伤史，患者主诉背痛，不敢活动，可妨碍站立行走。如果压缩程度较重，脊柱的棘突或韧带有损伤，产生局部后凸畸形，或出现肿胀瘀斑，压痛、叩击痛常见，胸腰椎活动受限。胸腰椎压缩性骨折大部分为稳定骨折，少有因脊髓损伤瘫痪者。

（三）处理

单纯性椎体压缩性骨折是指椎体压缩变形$<1/2$，无脊髓损伤者，可采用非手术疗法，指导患者锻炼腰背伸肌，可以使压缩的椎体复原，早期锻炼不至于产生骨质疏松现象，通过锻炼增强背伸肌的力量，避免慢性腰痛后遗症的发生。对于脊柱不稳定的损伤，即椎体压缩变形$>1/2$，同时伴有棘上、棘间韧带损伤或附件骨折，或伴有脊髓损伤者，应以手术治疗为主。

（四）预防

正常的双下肢屈膝、屈髋运动是用来检查腰骶部病变的特殊检查方法之一，在临床上也常用此法解除腰骶后关节滑膜的嵌顿和缓解骶棘肌的痉挛。运用此种方法的时候，只要在正常的髋、骶髂关节活动范围内，且双下肢在屈髋的同时，不再附加腰部前屈的冲击力，腰椎压缩性骨折是完全可以避免的。特别是对于老年人，久病体弱或伴有骨质疏松的患者，行此法时更要谨慎。

二、肋骨骨折

(一)病因

肋骨共有12对,左右对称,连接胸椎和胸骨而组成胸廓,对胸部脏器起着保护作用。肋骨靠肋软骨与胸骨相连,肋软骨俗称"软肋",能缓冲外力的冲击。造成肋骨骨折的因素主要是直接或间接暴力。在推拿治疗时,由于过度挤压胸廓的前部或后部,使胸腔的前后径缩短,左右径增长,导致肋骨的侧部发生骨折。如患者俯卧位,医者在其背部使用双手重叠掌根按法或肘压法等重刺激手法,在忽视患者的年龄、病情、肋骨有无病理变化等情况下使用此类手法,易造成肋骨骨折。

(二)临床表现

局部疼痛,特别是在深呼吸、咳嗽或转身时疼痛更重,也可同时伴有呼吸困难;局部肿胀,按之压痛。任意部位对称挤压胸廓时,均可产生传导性疼痛,称为胸廓挤压痛;存在骨擦音。当用手在骨折部位的前后胸处挤压时,可以听到骨折处明显的"吱吱"的骨擦音。当骨折后骨质尖锐部刺伤胸膜或肋间动脉断裂出现血胸或气胸;闭合性骨折,皮肤局部可无破损;开放性骨折,皮肤可有破损;X线检查可具体提示骨折处或判断有无血胸、气胸等。

(三)处理

单纯的肋骨骨折,因有肋间肌固定,很少发生移位,可用胶布外固定胸廓,限制胸壁呼吸运动,让骨折端减少移位,以达到止痛的目的。肋骨骨折后出现反常呼吸、胸闷、气急、呼吸短浅、咯血、皮下气肿时,应考虑肋骨骨折所产生的胸部并发症,应及时转科会诊治疗。

(四)预防

目前的推拿治疗床一般是硬质铁木类结构,在上背部俯卧位推拿时,要慎重选用手法。年老体弱的患者由于肋骨逐渐失去弹性,肋软骨也常有骨化,在受到外力猛烈挤压时易造成肋骨骨折;某些转移性恶性肿瘤肋骨有病理变化的患者,此背部及胸部的按压手法极易造成医源性骨折或病理性骨折。

三、其他骨折

(一)病因

推拿手法不当或超过患者生理限度和耐受范围。推拿手法过于粗暴,使正常骨、关节组织损伤；对正常关节活动度认识不清，在治疗中手法掌握又欠准确，以致做出一些不规范或超越正常关节活动度的关节运动法，导致骨关节损伤；由于误诊，即便是很轻的手法也会造成病理性骨折和医源性骨关节损伤，如骨结核被误诊时，推拿治疗中则易出现骨、关节损伤。

(二)临床表现

推拿部位有疼痛剧烈、肿胀、功能障碍等症状，大多数有不同程度的移位，引起肢体或躯干外形改变，而产生畸形。由于骨折端相互触碰或摩擦而产生骨擦音。如骨干部无嵌插的完全性骨折，则会出现假关节活动。脱臼后患处会出现功能障碍，畸形明显，每一种脱位都可出现特有的畸形，且不能改变。若畸形可改变，多是近关节处骨折或脱位合并严重骨折。

(三)处理

出现骨折时要及时进行整复和固定，必要时请骨科医师会诊；如发生脱位，则应立即复位和固定，尽早进行功能锻炼；也可配合中药熏洗。

(四)预防

治疗前，应仔细诊察，以排除某些推拿的禁忌证，如骨结核、骨肿瘤等。医者应熟悉各个关节的解剖结构以及它们的正常运动幅度，在操作过程中做到心中有数。手法要柔和，不要用蛮力。对怀疑有骨折的患者，要注意手法不要过重，活动范围应由小到大(但不要超过正常生理幅度)，并密切注意患者耐受情况，以免引起骨折。在腰部做斜扳手法时，要注意腰椎旋转生理活动范围，斜扳绝对不能超过生理界限，点到为止，切忌粗暴的斜扳，更不能以弹响声为标准。对于老年人应当通过影像学、骨密度检查了解患者骨质情况，推拿意外是可以避免的。

第五节 脱 位

脱位又叫脱臼，即关节失去了正常的连接。常见的脱位有寰枢关节脱位、肩关节脱位。

一、寰枢关节脱位

寰枢关节脱位是指颈椎的第一节(寰椎)、第二节(枢椎)之间的关节失去正常的对合关系。

(一)病因

寰枢关节由两侧的寰枢外关节和寰枢正中关节构成,可围绕齿突做旋转运动。寰枢外侧关节由寰椎下关节面和枢椎上关节面组成,寰枢正中关节由齿突、寰椎前弓和寰椎横韧带构成。正常情况下,进行颈部旋转、侧屈或前俯后仰的运动类推拿手法,一般不会导致寰枢关节脱位。当上段颈椎有炎症或遭受肿瘤组织破坏后,在没有明确诊断的情况下,手法操作者盲目地做较大幅度的颈部旋转运动或急剧的前屈运动,可导致寰椎横韧带撕裂、寰枢关节脱位;或者有齿突发育不良等先天异常,也可因盲目的颈部手法操作,姿势不当,手法过度,引起寰枢关节脱位。

(二)临床表现

该病的临床表现有颈部疼痛,颈部活动受限、僵直,尤其头颈部的旋转活动受限,头枕部疼痛等;四肢无力,走路不稳,手不灵活,二便异常等;还包括躯干、四肢的麻木、针刺感,甚至烧灼感等颈脊髓症状;甚至出现呼吸障碍。另外,若合并颅底凹陷、小脑扁桃体下疝或脊髓空洞,影响延髓、脑干时,还可以出现吞咽困难、构音障碍(口齿不清)、视物不清、眩晕、耳鸣等低位脑神经受损症状。

(三)处理

寰枢关节不稳或脱位,一旦发现应及早手术。因为早期治疗相对手术风险小,手术简单;而严重且长时间的脱位,手术风险很大;有些晚期病例,发生呼吸衰竭,就失去了治疗的机会。

(四)预防

寰枢关节脱位属高颈位损伤,多为自发性,可由颈部、咽后部感染引起的寰枢韧带损伤,也可因推拿手法在外力作用下引起颈椎关节脱位。颈部活动范围受到年龄限制,年龄过小,颈部活动范围大,年龄越大,颈部活动范围越小。因而在颈部手法操作特别是颈部旋转复位类手法之前,应常规行 X 线检查、血常规、红细胞沉降率等,以排除颈部、咽部及其他感染病灶,了解其疾病的变化和转归,方能行颈部旋转手法,但不宜超过 45°,颈部扳法不要强求弹响声。

二、肩关节脱位

肩关节由肩胛骨的关节盂与肱骨头构成。其解剖特点是肱骨头大,呈半球形,关节盂小而浅,约为肱骨头关节面的 1/3,关节囊被韧带和肌肉覆盖,其运动幅度最大，能使上臂前屈、后伸、内收、外展、内旋、外旋、上举。由于肩关节结构不稳定和活动度大，因此，它是临床中最常见的受损关节之一。

（一）病因

肩部疾病推拿治疗时，如果方法掌握不当，或不规范地做肩部的被动运动，就可能导致医源性肩关节脱位，甚至并发肱骨大结节撕脱骨折、肱骨外科颈骨折等。

（二）临床表现

伤肩肿胀，疼痛，主动和被动活动均受限。患肢弹性固定于轻度外展位，常以健手托患臂，头和躯干向患侧倾斜。肩三角肌塌陷，呈方肩畸形，在腋窝、喙突下或锁骨下可触及移位的肱骨头，关节盂空虚。搭肩试验阳性，患侧手靠胸时，手掌不能搭在对侧肩部。

（三）处理

一旦造成单纯性肩关节脱位，应使用手牵足蹬法复位，完成整复。如肩关节脱位合并肱骨大结节骨折、骨折块无移位者，只要脱位一经整复后，骨折块也随之复位。如推拿肩部时造成肱骨外科颈骨折，应分析其骨折类型，再确定整复手法，必要时须转科手术治疗，以免贻误治疗时机。

（四）预防

要求施术者对肩关节的解剖结构和关节正常的活动幅度有深刻的了解，在做被动运动时，双手要相互配合，运动幅度要由小到大，顺势而行，切不可急速、猛烈、强行操作；对于肩部有骨质疏松改变的患者，在推拿治疗时不应使用强刺激手法及大幅度的肩关节外展、外旋的被动运动，尤其是操作者的双手不能同时做反方向的剧烈运动。

第六节　内脏损伤

推拿医师或初学者对脏器解剖位置和体表投影区不熟悉，对生理和病理变化不了解，而在推拿治疗中选择不确切的手法或不恰当的时间，可造成内脏损伤。临床上常见的内脏损伤疾病有胃溃疡出血及穿孔、闭合性肾挫伤。

一、胃溃疡出血及穿孔

(一)病因

胃溃疡患者在饱餐后或在溃疡出血期接受了生硬的推拿手法治疗，可引起胃壁挫伤和黏膜裂伤。

(二)临床表现

1.症状

如穿孔较小，尤其在空胃的情况下，受伤初期的全身症状和腹膜刺激征有剧烈腹痛、呕吐，呕吐物内可含有血液，易于发生休克。

2.体征

腹肌强直(尤以上腹部为显著)，伴有压痛，肠蠕动音消失，肝浊音界也可消失。X线透视检查可发现膈肌下有积气。

(三)处理

根据临床症状和患者年龄，可选择保守疗法或手术治疗。根据病情需要，观察血压、脉搏、体温、小便量；为预防脑贫血，可采用平卧位或头低足高位；有剧烈呕吐者，应禁食，并注意保持呼吸道通畅；有烦躁者，可酌情使用异丙嗪等镇静剂。可选用卡巴克洛 10 mg，每 6 小时 1 次，肌内注射；维生素 K 38 mg，每天 2 次，肌内注射。应积极准备输血、输液。必要时，应考虑手术治疗。

(四)预防

对于胃溃疡出血及穿孔者，不宜在饱餐后做腹部推拿治疗。溃疡病患者近期有反复出血现象，不宜推拿治疗。溃疡患者，溃疡不规则，溃疡直径＞2.5 cm，不宜推拿治疗。必要时，手法也要轻快柔和。

二、闭合性肾挫伤

(一)病因

强大的暴力可间接作用于肾脏，使肾挫伤。另外，对肾脏的解剖位置，特别是对肾区的认识不清，也是造成肾损伤的主要原因。在肾区推拿时，使用不恰当的叩击，挤压类重手法，会给肾脏造成闭合性损伤。

(二)临床表现

单纯性闭合性肾挫伤的临床症状较轻，仅有腰部疼痛和暂时性血尿，很少触及腰部肿块或血肿；较严重的损伤主要表现为休克，血尿，腰部疼痛剧烈，患侧腰肌强直，并可触及包块。大剂量静脉肾盂造影（不加腹压）和 B 超检查对本病均有诊断意义。

（三）处理

应每天监测尿常规，连续观察对比，注意血尿变化，直至肉眼血尿停止，注意肾区包块是否增大或缩小；卧床休息，避免过早活动而再度出血；应注意抗感染治疗和止血。

（四）预防

要预防肾挫伤，应了解肾、肾区的解剖位置。在肾区禁用重手法和叩击类手法，尤其是棒击法。对腰痛要辨证论治，选择恰当的手法。

第七节　神 经 损 伤

在做运动关节类手法时，操作不当会造成运动、感觉神经损害，给患者带来各种伤害。轻则造成周围神经、内脏神经的损伤；重则可造成脑干、脊髓的损伤，甚则造成死亡。临床上常见的神经系统损伤疾病有膈神经损伤、腋神经与肩胛上神经损伤。

一、膈神经损伤

（一）病因

颈部旋转复位手法使用不当则易造成颈部脊髓和脊神经损伤，从而引起膈神经受损。

（二）临床表现

膈神经损伤时出现膈肌痉挛，产生呃逆。一侧膈神经麻痹时，该侧膈肌失去活动能力，引起轻度呼吸功能障碍；双侧膈神经麻痹或不完全麻痹时，可出现呼吸困难，咳嗽、咳痰也会发生困难。当膈肌麻痹时，其他呼吸肌与颈肌均被动参与呼吸运动。膈神经内有感觉神经，所以膈神经受刺激，可产生右侧肩部疼痛（牵涉性疼痛），因而可能被误诊为肩关节病变。

（三）处理

膈神经损伤应避免劳累和运动锻炼，通过增加腹式呼吸来减轻膈肌瘫痪。

同时患者可口服营养神经药物。

(四)预防

提高手法的技巧性和准确性,不要过度屈伸、旋转和侧屈颈椎,以免膈神经损伤。

二、腋神经与肩胛上神经损伤

(一)病因

强行做颈椎侧屈的被动运动,则易引起腋神经和肩胛上神经损伤。

(二)临床表现

立即出现单侧肩、臂部疼痛、麻木,肩关节外展受限,肩前、外、后侧的皮肤感觉消失,日久三角肌、冈上肌可出现废用性萎缩。

(三)处理

对于腋神经、肩胛上神经损伤,处理时,患者应充分休息,便于神经功能的恢复。局部轻手法推拿受损肌群,被动活动各关节,尽量减少肌肉萎缩并预防关节挛缩。患者可口服营养神经类药物。

(四)预防

医师需提高手法的技巧性和准确性,应避免颈部侧屈的被动运动,尤其是猛烈而急剧的侧屈运动,侧屈幅度不能超过45°。

第五章

常见病推拿治疗与验案解析

第一节 发　热

一、概述

发热是指体温异常升高，腋下温度≥37.4 ℃，且一昼夜波动超过 1 ℃。临床上将发热体温高低分为(均以腋下温度为标准)低热 37.5～38.0 ℃，中热 38.1～39.0 ℃，高热 39.1～40.5 ℃，超高热＞40.5 ℃。

发热在中医体系中可独立成病。关于发热的病因病机，历代医家多有记载。《黄帝内经》提出“阳胜则热”“阴虚则内热”。《伤寒论》借助六经辨证确立了外感发热的理法方药。《诸病源候论》首次提出内伤发热非外邪引起。《小儿药证直诀》创立了治疗阴虚发热的六味地黄丸。李东垣创立“甘温除热”法治疗气虚发热，并详细论述了内伤发热与外感发热的区别。

西医认为，发热是儿童最常见的症状之一，可由多种疾病引起，既包括最常见的上呼吸道感染、急性扁桃体炎、急性支气管炎，也包括肺炎、肠炎、流行性脑脊髓膜炎、脑膜炎、单纯疱疹脑炎、猩红热和川崎病等危重症，所以及时评估小儿发热的危险因素及鉴别诊断意义重大。

小儿发热临床可分为外感发热、食积发热、惊恐发热、阴虚发热等，其中以外感发热与食积发热最为常见。特别是某些急性传染病初期，多有不同程度的发热，如麻疹、流行性乙型脑炎、丹痧、水痘等；另外，年幼体弱患儿，在发热病程中常易出现兼证、变证，临证应加以注意。

推拿治疗小儿发热，疗效明显，尤其对小儿外感发热，可使患儿体温平稳下降至正常，取效迅捷。对其他原因导致的发热，小儿推拿同样具有很好的治疗作用。

二、病因病机

（一）外感发热

小儿形体未充，脏腑娇嫩，卫外功能较差且寒温不能自调，若气候突变，寒暖失常之时，易为风邪与时气侵入。因肺为娇脏，易为所犯，因肺合皮毛，主一身之表，开窍于鼻，上系咽喉，风邪犯肺，失于宣肃，卫阳被遏，邪正交争而发热。

（二）食积发热

小儿肠胃脆薄，且乳食不知自节，若恣食肥甘炙煿，损伤脾胃，运化失司而成积滞，积而化热，熏灼胃肠，蒸发于肌表，导致发热。

（三）惊恐发热

小儿禀纯阳之体，心肝有余，小儿目触异物，耳闻异声，跌扑惊恐，致令心气不宁，心火上炎，引动肝经之火，也可导致小儿发热。

（四）阴虚发热

小儿体属稚阴，阳常有余，阴常不足，若温邪迁延，或吐泻日久，或过用温燥，或久病伤阴，均致阴液亏损，阴不制阳，阳气偏胜而发热。

（五）气虚发热

患儿素体脾胃虚弱，久病气虚，阳浮于外而致气虚发热。

三、诊断

（一）诊断要点

（1）小儿体温异常升高。

（2）患儿面红，五心烦热，但体温正常，多为阴虚发热。也可见于体质虚弱，新生儿，甚至严重感染者。

（3）应根据发病年龄、病史、发病区域、主证、伴随症状、体征、体格检查、实验室检查及其他相关必要检查，全面分析，综合判断。

（二）临床表现

1.外感发热

发热轻，恶寒重，头痛，无汗，鼻塞流清涕，喷嚏，喉痒，苔薄白，指纹鲜红者，为风寒；发热重，恶风，微汗出，鼻流黄涕或浊涕，口干，咽痛，苔薄黄，指纹红紫者，为风热。

2.食积发热

发热以入暮为甚，腹壁手心发热，两颧红赤，夜卧不宁，嗳腐吞酸，胸腹胀满，疼痛拒按，便秘或泻下酸臭，舌红苔黄腻，脉滑数，指纹紫滞。

3.惊恐发热

发热不甚，昼轻夜重，伴有面色青黄，心悸不宁，睡梦虚惊，甚则睡卧手足掣动，惊啼，舌红，苔黄，脉弦数，指纹发绀。

4.阴虚发热

午后发热，手足心热，盗汗，形体瘦削，食欲减退，心烦少寐，舌红苔少或无苔，脉细数，指纹淡紫。

5.气虚发热

发热，语声低微，懒言乏力，动则自汗，形体消瘦，或食后即泻，食欲缺乏，舌质淡，苔薄白，脉虚弱或沉细无力，指纹色淡。

(三)辅助检查

1.测体温

体温37.5～38.0 ℃为低热，38.1～39.0 ℃为中热，39.1～40.5 ℃为高热，40.5 ℃以上为超高热。

2.血常规

病毒感染时，白细胞计数和中性粒细胞的百分数大多正常或减少；细菌感染时，白细胞计数和中性粒细胞的百分数大多增高，体弱患儿亦可减少。

3.大便常规

侵袭性细菌性肠炎的粪便镜检有大量白细胞、不同数量的红细胞，常有吞噬细胞；出血性大肠埃希菌性肠炎，粪便镜检有大量红细胞，常无白细胞；疫毒痢粪便镜检有大量脓细胞、白细胞，并见红细胞；病毒性肠炎粪便镜检有少量白细胞。

4.尿常规

清晨排出的中段尿，离心后镜检12小时尿细胞计数＞100万/12小时，应考虑泌尿系统感染，如白细胞聚集成堆，诊断价值更大。

5.其他检查

根据病情需要还可选择X线、B超、心电图等相关检查。

四、推拿治疗

发热的治疗原则以清热为主。外感者，佐以发散解表；肺胃实热者，佐以清泻里热，理气消食；阴虚者，佐以滋阴；气虚者，佐以健脾益气。

（一）外感发热

1.治法

疏风解表，清热利咽，宣肺散寒。

2.处方

开天门、推坎宫、揉太阳、运耳后高骨、清肺经、清天河水各200次。风热者，加推脊、揉大椎、揉曲池、揉合谷、揉外关各200次；风寒者，加推三关、揉二扇门、推天柱骨、拿风池各200次。

3.方义

开天门、推坎宫、揉太阳、运耳后高骨，以疏风解表；清肺经、清天河水，以宣肺清热；风热者，加推脊、揉大椎、揉曲池、揉合谷、揉外关，以清热解表；风寒者，加推三关、揉二扇门、推天柱骨、拿风池，以散寒解表。

4.随症加减

咳嗽、痰鸣、气急者，加推揉膻中、揉肺俞各200次、运内八卦100次；痰多者，加揉丰隆200次；鼻塞者，加黄蜂入洞20次；咽痛者，加掐揉少商、拿合谷、清板门各200次；脘腹胀满、不思乳食、嗳酸呕吐者，加揉中脘、分腹阴阳、揉板门、推天柱骨各200次；惊惕不安，夜寐不宁，加清肝经、捣揉小天心、掐揉五指节各200次。

（二）食积发热

1.治法

清泻里热，理气消食。

2.处方

清肺经、清胃经、清大肠、揉板门、运内八卦各200次，清天河水、退六腑、水底捞月、揉天枢、摩腹各200次。

3.方义

清肺经、清胃经，以清肺胃实热；清大肠、揉天枢，以调理大肠、通腑泄热；清天河水、水底捞月、退六腑，以清热除烦；揉板门、运内八卦、摩腹，以理气消食。

4.随症加减

若大便干燥难以排出者，加推下七节骨、顺时针摩腹、掐揉膊阳池、搓摩胁肋各200次；夜寐不安者，加掐揉小天心、掐揉五指节各200次。

(三)惊恐发热

1.治法

镇惊清热。

2.处方

推上三关300次,清天河水200次。

3.方义

推上三关,使惊热外散,清天河水以清心火、安神志、退惊热。

4.随症加减

惊悸者加捣小天心200次,大便色绿者加揉外劳宫200次。

(四)阴虚发热

1.治法

滋阴清热。

2.处方

揉二马、补脾经、补肺经、清天河水、按揉足三里、推擦涌泉、运内劳宫各200次。

3.方义

揉二马、补肺经,以滋阴补肾养肺;清天河水、运内劳宫,以退虚热;补脾经、按揉足三里,以健脾和胃;推擦涌泉,以滋阴清热,引火归元。

4.随症加减

自汗盗汗者,加揉肾顶、补肾经各200次,捏脊5次;烦躁不安者,加清肝经、清心经、开天门、掐揉五指节、揉百会各200次。

(五)气虚发热

1.治法

健脾益气、佐以清热。

2.处方

补脾经、补肺经、运内八卦、摩腹、分手阴阳、揉足三里、揉脾俞、揉肺俞各200次,清天河水、清大肠各100次。

3.方义

补脾经、运内八卦、摩腹、揉足三里、揉脾俞、清大肠,以调理脾胃的气机、清热通便、增强消化功能;补肺经、揉肺俞,以增强肺的宣发和肃降功能;分手阴阳有助于调节脏腑的功能,使其处于平衡状态,增强身体的整体协调性;清天河水以清热解表。

4.随症加减

若腹胀、纳呆者，加运板门、分推腹阴阳、摩中脘；若大便稀溏，加有不消化食物残渣，加逆时针摩腹、推上七节骨、补大肠、板门推向横纹；若恶心呕吐，加推天柱骨、推中脘、横纹推向板门、揉右端正。

五、注意事项

（1）卧床休息，补充水分。

（2）推拿对小儿外感发热疗效显著，而对其他因素引起的发热，如肺炎等，虽有退热作用，只能作为辅助治疗，须配合采用综合疗法。

（3）对危及小儿生命的急性传染病，要早期诊断，中西医结合治疗，以免错过治疗时机。

（4）高热患儿如出现频繁呕吐，烦躁不安或昏睡者，应提高警惕，切不可大意。

（5）为加强退热作用，手法操作时，可使用凉水、酒精、薄荷水等推拿介质。

医案赏析

基本信息：患者，方某，男，2 岁。

主诉：发热 1 天。

现病史：患儿家属代述，前 1 天傍晚患儿在室外活动，出汗后受凉，夜间发热 38 ℃，给予物理降温，未行其他治疗。

刻下症：体温 37.7 ℃，无汗，鼻塞，流清涕，打喷嚏，偶有轻微咳嗽，口不渴，咽不红，舌苔薄白，指纹色红。

既往史：既往体健。

个人史及家族史：无家族遗传病史。

体格检查（中医四诊）：神志清，精神可，面红，咽不红，舌苔薄白，指纹色红。

辅助检查：查血常规正常。

中医诊断：发热。

西医诊断：上呼吸道感染。

诊疗经过如下。①辨证：外感风寒。②治法：辛温解表，发散外邪。③处方：推拿治疗取新鲜姜汁，按 1∶1 的比例兑入热水，作为介质；按揉列缺、合谷、风池各 200 次，清天河水 300 次；开天门、推坎宫、揉太阳、揉耳后高骨各 300 次；清肺经 200 次。

随诊：推拿完毕后，患儿发热、鼻塞、流清涕诸症消失。嘱第 2 天再行推拿 1 次以巩固治疗。

按语

患儿于深秋季节发病，此时天气凉燥，出汗时玄府开放，风寒随即侵入肌表，正气奋起抗邪，趋于肌表，卫阳不得宣发，致发热，体温升高。寒邪凝滞收引，玄府闭塞，汗不得出。肺失宣发肃降，肺窍不利，则鼻塞，流清涕，打喷嚏。口不渴，咽不红，舌象，指纹，皆为风寒之象。四诊合参，辨证为外感风寒，治以辛温解表，发散外邪。以淡姜汁为介质，一则保护患儿皮肤免受摩擦，更是取其治疗感冒发热的作用。生姜辛、微温，归肺、脾经，有发汗解表、温中止呕、温肺止咳的作用，常用于外感风寒引起的发热恶寒、头痛、鼻塞流涕等症。推拿可使局部络脉气血充盈，运行通畅，姜汁被吸收后可发挥发汗解表的作用，推拿与药物治疗相结合，达事半功倍之效。列缺、合谷、风池选取穴位均为脏腑正经穴位，其中列缺善治头项部病变及外感发热咳喘等肺部疾病，《通玄指要赋》言："咳嗽寒疾，列缺堪凭。"合谷为四总穴之一，有清热利咽、明目通窍、疏经通络、解痉止痛之功，善治面口病。风池通达阳气、宣肺开腠，是治疗感冒发热的常用穴。风为百病之长，他邪多依附于风邪侵袭人体，风为阳邪，易袭阳位，故六淫邪气常从头面、肌表侵袭人体，正如《素问·太阴阳明论》所载："伤于风者，上先受之"。头为诸阳之会，头部四大手法诸穴皆在头面部，可宣发阳气、疏风解表，发散外邪。清肺经、清天河水宣肺清热。

第二节　咳　　嗽

一、概述

咳嗽是小儿常见的一种肺系病证。有声无痰为咳，有痰无声为嗽，有声有痰谓之咳嗽。小儿咳嗽分为外感咳嗽与内伤咳嗽。外感咳嗽一年四季均可发病，以冬春季节多见，3 岁以下婴幼儿尤易罹患。内伤咳嗽见于多种小儿慢性疾病过程中。古代对本病的记述比较全面。关于其病因病机，《素问·咳论》提到"五脏六腑皆令人咳，非独肺也。"辨证之复杂可见一斑。关于其治疗原则，张景岳提出外感咳嗽宜辛温发散为主，内伤咳嗽宜甘平养阴为主。针对小儿咳嗽，陈复正在《幼幼集成》中提到“凡有声无痰谓之咳，肺气伤也；有痰无声谓之嗽，脾湿动也；有声有痰谓之咳嗽，初伤于肺，继动脾湿也。”

西医认为，咳嗽是机体的防御性神经反射，有利于清除呼吸道分泌物和有害因子。按照持续时间咳嗽分为急性咳嗽、亚急性咳嗽和慢性咳嗽。急性咳嗽的主要原因为普通感冒与急性气管-支气管炎，慢性咳嗽最常见的病因为感染后咳嗽、咳嗽变异性哮喘、上气道咳嗽综合征、胃食管反流等。

二、病因病机

咳嗽的基本病机为肺失宣肃。小儿形气未充，肌肤柔弱，卫外功能较差，加之冷暖不知自调，疏于增减衣服，故易为风、寒、热等外邪侵袭而发生咳嗽。同时，小儿脾常不足，运化失司易生痰湿、水饮，上贮于肺，致使肺失宣肃发为咳嗽。小儿以外感咳嗽多见，当前饮食炙煿之火自内攻之也占一定数量。

（一）外感咳嗽

本病的发生多因人体卫外功能不固，在寒冷季节或气候突变时，风寒等外邪侵袭而致。肺为娇脏，主气，为五脏之华盖。其性肃降，上连咽喉，开窍于鼻，外合皮毛，主一身之气，而司呼吸。肺气具有宣散和肃降两方面的功能，故肺有宣有肃，气则能出能入，方可气道通畅，呼吸均匀。倘若卫外功能不固，外感六淫之邪从口鼻或皮毛而入，侵袭人体，内犯肺脏，使肺失宣降，以致肺气郁闭不宣，其气上逆而发为咳嗽。外感咳嗽以风寒居多，治宜疏风散寒，宣肺止咳。

（二）内伤咳嗽

内伤咳嗽多由外感咳嗽久治不愈或失治转变而成，或由肺脏虚弱，或脾肾有病累及肺脏所致。久咳伤阴，肺失濡润则肺气上逆而咳嗽少痰，肺气不足则气短而咳。脾为生痰之源，肺为贮痰之器，若肺气不足影响于脾，则脾失健运而水液不能化生精微，反而生湿聚为痰浊，湿痰上积于肺，影响气机出入遂为咳嗽。病久伤肾，肾虚则不能纳气而影响津液之输布，肺气之升降。人体的气化功能失常则水气不循常道，上逆犯肺，故喘促气短，咳声无力，这是肾病及肺的缘故。肺为气之主，肾为气之根，肺主呼气，肾主纳气，故肺肾两虚，则咳喘气促，呼多吸少。

三、诊断

（一）诊断要点

（1）以有咳声或伴咳痰为主要临床表现。

（2）常发生于感冒后。

(3)辨外感、内伤：外感咳嗽多起病急、病程短，咳声粗且高，常伴恶寒、发热、鼻塞流涕等表证；内伤咳嗽多起病缓，病程较长，咳声低弱，常伴其他脏腑功能失调的证候，而无表证。

(4)辨寒热、虚实：一般外感咳嗽多属实证；内伤咳嗽多属虚证或虚中夹实；咳嗽痰黄、质稠，舌红苔黄或花剥，多属热证；咳嗽痰白、质稀，舌淡红，苔白腻或薄白，多属寒证。

(二)临床表现

1.外感咳嗽

(1)风寒咳嗽。①证候：干咳，咳声清脆，痰稀薄色白，咽痒，鼻塞流涕，头身疼痛，恶寒无汗，苔薄白，脉浮紧，指纹浮红。②证候分析：肺合皮毛，开窍于鼻，风寒束表，肺气失宣，故咳嗽鼻塞；邪客肌表，玄府闭塞，卫阳受遏，经络不通，故恶寒无汗，咽痒，头身痛楚，苔薄白，脉浮紧，指纹浮红为风寒在表之证。

(2)风热咳嗽。①证候：咳嗽频繁，气粗或声音嘶哑，咳痰不爽，痰黏稠或色黄，鼻流浊涕，头昏，汗出，口渴咽痛，便秘，小便黄，苔薄黄，脉浮数，指纹鲜红或紫红。②证候分析：风热犯肺，肺失清肃，热灼津液，故涕痰稠浊，口渴咽痛，邪客皮毛，热则玄府启开，故身热而汗出；风热上扰故有头昏；苔薄黄、脉浮数、指纹鲜红，均为风热在表之证。

2.内伤咳嗽

(1)痰热咳嗽。①证候：咳嗽痰黄，质黏难咳，咳声低沉，口干口渴，尿少色黄，或有发热，烦躁，面赤唇红，舌红苔黄腻，脉滑数，指纹色紫。②证候分析：痰热蕴肺，肺失宣肃，故而咳嗽；内热炽盛，炼液为痰，故痰黏难咳，色黄质稠，同时面赤唇红，身热烦躁；热盛伤津，故口干口渴，尿少色黄；舌红苔黄腻，脉滑数，指纹色紫亦为痰热内盛之象。

(2)痰湿咳嗽。①证候：咳嗽重浊，痰多壅盛，色白质稀，胸闷，食欲缺乏，舌淡苔白腻，脉濡，指纹色红。②证候分析：痰湿内盛，肺失宣肃，故咳嗽痰壅，色白而稀；痰湿中阻，气机不畅，故胸闷食欲缺乏；舌淡苔白腻，脉濡，指纹色红为痰湿内停之象。

(3)阴虚咳嗽。①证候：久咳，咳以午后为重，身微热或干咳少痰，咽喉痒痛，面色潮红，五心烦热，食欲缺乏，形体消瘦，舌红苔少乏津，脉细数，指纹紫滞。②证候分析：邪火之至，不损胃津，必耗肾液，津液暗耗，不能上润于肺，致肺阴不足、失润而燥热，故现咽喉干燥、干咳无痰或少痰；阴虚失养、虚热内蒸，故面色潮红、心烦热；舌红少津，脉细数，指纹紫滞，均为阴虚肺燥之象。

（4）气虚咳嗽。①证候：久咳，咳而无力，痰白质稀，面色苍白，气短懒言，食欲缺乏、食少，不欲饮水，畏寒肢冷，体虚多汗，舌质淡嫩，脉细少力，指纹沉细。②证候分析：素体脾虚或咳嗽早期过用寒凉，致使脾虚失运，痰湿不化，上渍于肺，肺失宣肃，故而咳嗽。咳嗽日久，正气耗损，故咳而无力，面色苍白，气短懒言，畏寒肢冷，体虚多汗；脾失健运，中焦湿阻，故食欲缺乏、食少，不欲饮水；舌淡嫩，脉细无力，指纹沉细均为气虚之象。

（三）辅助检查

1.肺部听诊

肺部听诊可闻及不固定的干性啰音或细湿啰音。啰音的特点为多变，可随体位的改变，或咳嗽后减少。

2.胸部 X 线检查

该病的胸部 X 线检查多正常或出现片状阴影。

3.实验室检查

轻症病例，白细胞数正常或稍增高；重症病例或继发性细菌感染者，白细胞总数常明显增高及核左移，或有中毒性颗粒。

四、推拿治疗

外感咳嗽，多为实证，治宜宣肺祛邪为主，必须发散而不能过散，不散邪不去，过散气必虚，皆令缠绵难愈；内伤咳嗽，多有正虚，治宜扶正为主，调护正气着眼，防止过散伤正。同时，根据脏腑之间的生克关系，配合使用补脾益肺，肺肾同调等治法。

（一）外感咳嗽

1.风寒咳嗽

（1）治法：疏风散寒，宣肺止咳。

（2）处方：开天门，推坎宫，揉太阳，揉耳后高骨，清肺经，顺运内八卦，推三关，掐揉二扇门，推揉膻中，揉乳根，揉乳旁，揉肺俞，分推肩胛骨。

（3）方义：开天门，推坎宫，揉太阳，揉耳后高骨为疏风解表常用手法，与推三关、掐揉二扇门共用，可温阳散寒，发汗解表；推揉膻中、运八卦以宽胸理气，止咳化痰；清肺经、揉乳根、揉乳旁、揉肺俞、分推肩胛骨能宣肺止咳化痰。诸穴合用，使风寒得解，肺气得宣，则咳嗽自止。

（4）随症加减：发热者，加清天河水 200 次；发热无汗、流清涕者，加揉迎香 100 次，拿风池 100 次。

2.风热咳嗽

(1)治法:疏风清热,宣肺止咳。

(2)处方:开天门,推坎宫,揉太阳,揉耳后高骨,清肺经,运八卦,清天河水,退六腑,推揉膻中,揉肺俞,分推肩胛骨,按揉丰隆。痰多喘咳、有干湿啰音者加推小横纹、揉掌小横纹。

(3)方义:开天门、推坎宫、揉太阳、揉耳后高骨疏风解表;清天河水清热解表;推揉膻中、运八卦宽胸理气;清肺经、揉肺俞、分推肩胛骨、按揉丰隆有宣肺止咳化痰之功。推小横纹、揉掌小横纹有平喘祛痰之功。

(4)随症加减:痰多喘咳者,加揉丰隆 200 次;呼吸痰鸣者,加推揉小横纹 200 次。

(二)内伤咳嗽

1.痰热咳嗽

(1)治法:清热肃肺,止咳化痰。

(2)处方:清肺经,平肝经,运内八卦,揉小横纹,揉掌小横纹,水底捞月,退六腑,按揉天突,推揉膻中,揉肺俞,分推肩胛骨,揉丰隆。

(3)方义:清肺经、平肝经、水底捞月、退六腑清泄内热;揉小横纹、揉掌小横纹平喘祛痰;运内八卦、推揉膻中宽胸理气;揉肺俞、分推肩胛骨宣肺止咳;按揉天突、揉丰隆化痰排痰。

(4)随症加减:肺部有湿啰音者,加揉掌小横纹 200 次;干啰音者,加推小横纹 200 次。

2.痰湿咳嗽

(1)治法:燥湿化痰,理气止咳。

(2)处方:清肺经,揉掌小横纹,清板门,运内八卦,补脾经,摩中脘,按揉天突,推揉膻中,揉肺俞,分推肩胛骨,揉丰隆。

(3)方义:清肺经、推揉膻中、揉肺俞、分推肩胛骨止咳化痰;清板门、运内八卦宽胸理气;脾湿动而为痰,故补脾经、摩中脘健脾助运;按揉天突、揉丰隆化痰排痰。

(4)随症加减:腹泻者,加推补大肠、推上七节骨、揉龟尾;痰多者,加揉丰隆;久咳体虚者,加捏脊、补肾经。

3.阴虚咳嗽

(1)治法:养阴清肺,润燥止咳。

(2)处方:补肾经,揉二马,清肺经,运内八卦,推揉膻中,揉乳旁,揉乳根,揉肺俞，分推肩胛骨，按揉涌泉。

(3)方义：久热久咳为肺中虚热较甚，故补肾经、揉二马、揉涌泉滋阴润燥；清肺经、揉乳旁、揉乳根、揉肺俞、分推肩胛骨清肺止咳；运内八卦、推揉膻中宽胸理气。诸穴合用，清肺润肺，去燥热，止咳嗽。

(4)随症加减：气虚者，加补脾经。

4.气虚咳嗽

(1)治法：健脾益气，清肺化痰。

(2)处方：补脾经，清板门，清肺经，运内八卦，推三关，摩中脘，摩气海，揉肺俞，揉脾俞，揉胃俞，分推肩胛骨，揉足三里。

(3)方义：补脾经、清板门、摩中脘使脾升胃降，中焦宣畅，与揉脾俞、胃俞、足三里合用共收健脾助运之功，达到培土生金之效；推三关、摩气海大补元气；清肺经、运内八卦、揉肺俞清肺止咳化痰。

(4)随症加减：久咳体虚者，加捏脊；虚热者，加清天河水、推涌泉。

五、注意事项

(1)外感咳嗽以宣肺祛邪为主，因势利导，过用止咳收敛之品，易闭门留寇，使咳嗽变成缠绵难愈的内伤咳嗽。

(2)脾不伤不久咳，肾不伤不喘，同时久病伤肾，影响患儿生长发育，故治疗内伤咳嗽时，要重视肺脾肾同调。

医案赏析

基本信息：患者，赵某，男，3 岁。

主诉：咳嗽伴鼻塞 5 天。

现病史：患儿 5 天前无明显诱因出现咳嗽、咳痰、流涕、腹胀，在家自服药物(具体不详)，效果不佳，为求进一步治疗，今来诊。

刻下症：咳嗽、咳痰，夜咳为重，鼻塞、流涕，纳呆，夜眠可，小便黄、大便可。

既往史：既往体健。

个人史及家族史：无家族遗传病史。

体格检查(中医四诊)：患儿神志清，精神可，气息均匀，语言流利，面色红润，舌红、苔黄，脉数。口唇无发绀，咽部充血。胸廓对称，听诊左侧支气管呼吸音粗，未闻及干湿啰音。心率 100 次/分，律齐，心音有力，各瓣膜听诊区未闻及病理性杂音。腹胀，无压痛及反跳痛，肠鸣音正常。

辅助检查：未做检查。

中医诊断：支气管炎。

西医诊断：咳嗽。

诊疗经过如下。①辨证：风热咳嗽。②治法：疏风清热，宣肃肺气。③处方：推攒竹、推坎宫、揉太阳、清肺平肝、补脾经、顺运内八卦、揉天突、推揉膻中、揉乳旁、揉乳根、揉肺俞、分推肩胛骨。

随诊：推拿完毕后，患儿咳嗽、鼻塞、流清涕诸症明显减轻。继续推拿 6 天后，患儿痊愈。

按语

本病在中医学中被归入“咳嗽”等范畴，关于本病病机，研究者将其归入六淫之邪先入侵肺脏，肺不足使得无法正常宣发肃降，肺气上逆引发咳嗽，长期未愈，导致五脏损伤，脏腑俱虚，从而不断复发咳嗽；或摄入生冷食物、无节制饮食，导致脾胃受损，无法正常运化水湿，进而生痰浊之邪，并积聚于肺脏，堵塞气道，无法顺畅呼吸；或长期患病，邪气侵肾，无法正常纳气，引发咳嗽气短症状；可见，本病病位与若干脏腑相关，以肺为主，但与脾、肾等脏腑功能失衡密不可分。正如医学典籍《素问·咳论》载：“五脏六腑皆令人咳，非独肺也。”

小儿推拿疗法是医者运用推、按、揉、捏等手法在特定部位或穴位施予一定力度的刺激，以达到良性调节、治疗疾病的目的。本疗法是一项被公认为无毒无害的安全绿色疗法。推攒竹、推坎宫、揉太阳疏风解表；清肺平肝宣肃肺气，理气止咳；补脾经可培土生金奏祛痰健脾助运之效；顺运内八卦可宽胸顺气、健脾化痰；揉天突、膻中可调畅气机、降逆化痰；揉乳旁、乳根、肺俞和分推肩胛宣肺止咳化痰。多项研究证实，应用小儿推拿治疗咳嗽临床优势显著，一方面可改善患儿气道局部炎症反应，另一方面对机体免疫功能有提高作用。

第三节 哮 喘

一、概述

哮指宿痰伏肺，感邪而发，痰阻气道，气道挛急引发的发作性痰鸣气喘。喘指感受外邪，痰浊内蕴，或久病气虚，肾失摄纳引起的呼吸困难，甚则张口抬肩，不能平卧。一般哮必兼喘，喘未必兼哮，但对于小儿来说，两者多同时出现。

关于哮喘，古籍有诸多记载。金元之前，哮喘归为喘门。《灵枢·五阅五使》有"故肺病者，喘息鼻张。"《灵枢·五邪》有"邪在肺，则病皮肤痛，寒热，上气喘，汗出，咳动肩背。"《素问·举痛论》有"劳则喘息汗出"，指出喘病位在肺，有外感内伤之分。元代朱丹溪首创"哮喘"病名，提出"未发以扶正气为主，既发以攻邪气为急"的治疗原则。《景岳全书》中提出"实喘者有邪，邪气实也；虚喘者无邪，元气虚也。"明确了哮喘的辨证纲领。《类证治裁》提出"喘由外感者治肺，由内伤者治肾"的治疗原则。

哮喘相当于西医的支气管哮喘、喘息性支气管炎及其他肺部过敏性疾病所引起的哮喘。推拿有扶正祛邪之功，应重视缓解期的扶正治本，是治疗小儿哮喘的有效辅助方法。

二、病因病机

本病的发病原因既有内部因素，又有外部因素。内部因素责之于痰饮内伏，与肺脾肾三脏有关，外部因素主要为感受外邪，接触异气。具体如下。

（一）内部因素

素体肺脾肾三脏不足，表卫不固，体内湿盛，是发病的主要内在因素。由于肺气不足，卫外之阳不能充实腠理，故常易为外邪所侵；脾盛不能为胃行其津液，则积湿蒸痰，上贮于肺，肾阳虚亏，不能蒸化水液，也能使湿蕴积成痰。哮喘患儿中许多在婴儿期有湿疹病史，这是素体湿盛的表现。

（二）外部因素

气候转变，寒温失调，感受外邪以及与某种物质（如花粉、绒毛、烟尘、鱼虾、油漆、寄生虫、螨等）的接触，都可成为本病的诱发因素。此外，饮食不节、过食生冷或过咸过酸、情志不遂、过度疲劳等也能诱发本病。哮喘发生的病机，一般认为痰饮留伏于内，感受外邪、接触异物异味后被触发。其主要病机为积痰积久生热，痰气交阻，闭阻气道，肺失宣肃，肺气上逆。

综合历代医家观点，本病病位主要在肺，涉及脾、肾，并累及心。哮喘发作期表现为邪实为主，病位在肺，治宜祛邪为主。由于感邪的不同，体质的差异，所以在病性上有寒热之别。缓解期表现为以正虚为主，病位在肺脾肾，治宜以扶正为主。若治疗得当，正气来复，内饮得化，发作可逐渐减少而趋向康复；若痰饮不除，脏气虚弱未复，哮有夙根，触遇诱因又可引起哮喘再次发作。故而哮喘极易反复发作，致使迁延日久，缠绵难愈。

三、诊断

(一)诊断要点

1.有诱发因素

本病有诱发因素如气候突变、环境改变、接触异物等。

2.病史

如过敏史、家族哮喘史或婴幼儿湿疹史。

3.哮喘典型症状

本病常突然发作，发作时喉间痰鸣，呼气性呼吸困难，甚则张口抬肩，不能平卧，鼻翼翕动，口唇发绀。

4.肺部听诊

两肺布满哮鸣音，呼气延长。

(二)临床表现

1.发作期

本病发作期的特点为起病急，发作时间长短因人而异，少则数分钟，多则数天。通常辨证分为寒性哮喘和热性哮喘两大类。

(1)寒性哮喘。①证候：初期多有咳嗽、鼻流清涕、咽痒不适等寒邪束表之候，继之哮喘发作，症见喉间哮鸣、喘促气急、痰少色白多沫，伴形寒无汗、口淡不渴、饮食乏味，睡眠欠安，大便尚调、有时溏薄，小便清长，面色白甚至晦滞而青，唇暗，舌质淡，舌苔薄白或厚白，脉浮紧有力。②证候分析：风寒束表，肺卫失宣，卫阳被遏，故形寒无汗；风寒束表，内闭于肺，痰为之动，致寒痰阻塞气道，肺气为之上逆发为本病；脉浮紧，苔白腻等均为风寒之象。

(2)热性哮喘。①证候：起病可见频咳，鼻流浊涕、咽红等症。继而哮喘发作较急，胸闷气喘，呼气延长，声高息涌，吼鸣不已，痰黏色黄，烦躁身热，口渴汗出，乳食减少，睡眠不实，大便干，小便黄，面红唇燥，舌质红苔薄黄，脉数有力。②证候分析：因痰火内郁，上蒸于肺，肺气壅盛，气痰相引，肃降失司，故上逆咳喘，哮喘有声；气实有余，故胸满气粗；痰火内扰，肺胃热盛，津液被灼，故面红，痰稠色黄，渴喜冷饮；肺气不降，腑气不通，故大便秘结，小便黄赤；舌红苔黄，脉象滑数，为热痰之象。

2.缓解期

本病发作经过一定时间，哮喘休止，邪气渐退，正气未复。此期以肺、脾、肾亏虚证候为突出表现。

（1）肺虚：喘嗽缓解，咳嗽以早晚为著，神疲乏力，自汗怕冷，四肢不温，舌质淡苔薄白，脉缓无力。

（2）脾虚：喘嗽痰多，日久不尽，活动时痰鸣辘辘，乳食减少，大便溏泻，形瘦倦怠，舌质淡嫩苔薄少，脉沉滑无力。

（3）肾虚：喘促气短，活动之后更为明显，日久不愈则见形体虚弱，懒言少动，腰膝酸软，神疲乏力，舌质淡苔薄白，脉虚无力。

（三）辅助检查

1.血常规

血白细胞一般正常，继发感染时增高；血嗜酸性粒细胞百分比常在6%以上，最高可达30%。

2.X线检查

本病的X线检查可见肺过度充气，透明度增高，肺纹理可能增多。

四、推拿治疗

（一）发作期

1.寒性哮喘

（1）治法：温肺散寒，降气平喘。

（2）处方：补脾经，清肺经，揉掌小横纹，揉板门，揉外劳宫，分推膻中，揉乳根，揉乳旁，黄蜂入洞，揉肺俞。

（3）方义：补脾经、揉板门，健脾利湿，豁痰清肺，宣肺理气；揉外劳宫加强温肺的作用；黄蜂入洞温阳散寒解表；分推膻中、揉乳根、揉乳旁、揉掌小横纹豁痰平喘。

（4）随症加减：发热者，加清天河水200次；鼻流清涕，形寒无汗者，加揉风池、揉外劳宫、揉二扇门、推三关各200次；咳痰黄稠，面赤烦躁，便秘尿赤者，加掐总筋、清大肠、退六腑各200次，推脊50次。

2.热性哮喘

（1）治法：清热宣肺，化痰平喘。

（2）处方：揉板门，清肺经，清大肠，运内八卦，揉掌小横纹，捏挤天突、大椎，推揉膻中，揉定喘，分推肩胛骨，揉肺俞，推下七节骨。

（3）方义：揉板门、捏挤天突祛痰降逆；清肺经、揉掌小横纹清肺热，宽胸宣肺，止咳化痰；清大肠、运内八卦、推下七节骨泄热通便，通肠腑之气；推揉膻中、分推肩胛骨、揉肺俞降逆平喘；捏挤大椎清热。

（4）随症加减：可参见寒性哮喘。

（二）缓解期

（1）治法：健脾益肾，补肺固表。

（2）处方；补脾经，补肺经，补肾经，运土入水，揉外劳宫，黄蜂入洞，按揉定喘穴，揉肺、脾、肾、三焦俞。

（3）方义：哮喘反复发作，正气益虚，哮喘平息，则应从调理肺、脾、肾三脏功能着手，既增强患儿抵御外邪的能力，又能消除体内易生痰湿的原因。如偏肺虚则以补肺固卫为主；若偏脾虚者则以健脾化痰为主；若偏肾虚则以温补肾阳或扶元培本为主。一般临床上以补脾补肾为根本，其余按证加减。补脾经、补肾经扶元培本；补肺经、揉外劳、黄蜂入洞，强肺固卫；运土入水清利脾胃湿热；按揉定喘、肺俞、脾俞、三焦俞、肾俞，调理肺、脾、肾三脏，固本益元。

（4）随症加减：缓解期，去清肺经、揉天突，加补肺经、补脾经、补肾经、揉肺俞、揉脾俞、揉肾俞、揉足三里、摩中脘、揉丹田。

五、注意事项

（1）推拿只适用于哮喘缓解期和发作期的辅助治疗。

（2）加强体育锻炼及户外活动，增强体质。

（3）在气候变化季节，保暖防寒，以防感冒诱发哮喘。

（4）哮喘持续状态，应以药物治疗为主，推拿治疗为辅。

医案赏析

基本信息：患者，王某，女，5 岁，2022 年 11 月 9 日初诊。

主诉：反复咳嗽、喉间哮鸣有声半年余，加重 1 周。

现病史：患儿 1 周前因受凉后出现咳嗽、鼻塞、流涕，伴喉间哮鸣有声、喘息发作，稍有气促，未行特殊处理，症状无好转。

刻下症：患儿低热，咳嗽频作，以夜间为主，喉间痰鸣，喉中哮鸣有声，喘促气急，鼻塞，流涕，色清黄相间，活动后易出汗，食欲缺乏，夜间哭闹，大便稀，1 天 3 次，小便可。舌质红，苔薄黄，脉数。

既往史：既往体质一般，平素易感冒，有喘息反复发作病史。否认食物、药物过敏史。

个人史及家族史：哥哥有哮喘病史。

体格检查：神志清，精神可，舌质红，苔薄黄，脉数。体温 37.6 ℃，脉搏127 次/分，呼吸频率 28 次/分，血压 14.3/9.6 kPa(107/72 mmHg)。咽红，有三凹征，双肺呼吸音粗，双肺可闻及散在哮鸣音，心腹查体(－)。

辅助检查：血常规检查显示白细胞总数 12.19×10^9/L，中性粒细胞总数 6.61×10^9/L，嗜酸性粒细胞总数 0.69×10^9/L，红细胞总数 4.71×10^{12}/L，血红蛋白 133.0 g/L，血小板 249.0×10^9/L。

中医诊断：哮喘。

西医诊断：支气管哮喘。

诊疗经过如下。①辨证：外寒内热证。②治法：散寒清热，降气平喘。③处方：a.推拿处方选择以下几方面。常例开窍：开天门、推坎宫、推太阳、按总筋、分阴阳各 24 次。推五经：清肺经 350 次，清脾经 300 次，脾经清后加补 150 次，兼清肝经 250 次，稍清心经 100 次，略补肾经 150 次。配伍：退六腑 200 次，推三关 150 次，清大肠 50 次，揉天突、定喘 150 次，揉乳旁、乳根 100 次，开璇玑 100 次，推胸法，推背法，揉丰隆 200 次。关窍：拿按肩井 2～3 次。推拿治疗后，予以辅助排痰，见大量黄色黏痰排出。b.中药处方：定喘汤合三子养亲汤加减，具体方药取蜜麻黄 3 g、款冬花 5 g、苦杏仁 5 g、法半夏 5 g、桔梗 3 g、姜厚朴 3 g、桑白皮 5 g、白前 5 g、甘草 3 g、紫苏子 5 g、莱菔子 5 g、茯苓 3 g、细辛 1 g，3 剂，水煎，早晚分两次温服。

随诊：①2022 年 11 月 10 日二诊时患儿咳嗽痰鸣、喉间哮鸣有声、鼻塞、流涕、喘息较昨日好转，稍气促，纳寐较前改善，大便质偏软，小便正常。治疗方案：患儿症状较初诊好转，推拿及中药治疗方案同前，推拿后行辅助排痰，排出少量色微黄痰。②2022 年 11 月 11 日三诊：患儿咳嗽、喘息较前明显减轻，轻微鼻塞，体温恢复正常，未见喉间痰鸣、流涕、喘息、气促等不适，汗出减轻，纳食正常，寐安，大便成形。治疗方案：患儿症状明显好转，故推拿方案调整为清肺经 300 次，清肝经 200 次，推三关 80 次，揉天突、定喘、丰隆 100 次，去退六腑、清大肠及辅助排痰手法，余同前。中药调整为止嗽散加减，宣肺止咳化痰，巩固疗效。具体方药如下：紫菀 5 g、百部 5 g、桔梗 3 g、白前 3 g、荆芥 3 g、陈皮 3 g、甘草 3 g，3 剂，水煎，早晚分两次温服。

上述治疗后，患儿咳嗽、喉间哮鸣、喘息等症缓解，纳寐可、二便正常，患儿继续推拿治疗 2 次，以调理脏腑功能保健推拿为主。经 5 次推拿、6 剂中药治疗后，患儿咳喘等症基本痊愈。痊愈后患儿坚持日常于本院小儿推拿门诊行小儿保健推拿结合中药治疗，间断参与科室夏季三伏推及冬季三九推调理体质，咳喘等症发作次数明显减少，由平均 1 个月发作 1 次，逐渐变为 3～4 个月发作 1 次。近期随访，近 1 年来，患儿偶有咳嗽，但未见喘息、气促等症状。

按语

该案例哮喘病程清晰，初诊时患儿即有咳嗽痰鸣、喉间哮鸣有声、喘息气促等症，是因风、寒等外邪侵犯机体，肺失宣降，肺气上逆，痰气搏结，致哮喘突发，病性属实，结合患儿舌脉象，辨病属哮喘，辨证为外寒内热证，推拿以“清”为主，五经配伍推治，重清肺经、脾经，以宣通肺气、止咳化痰。脾为后天之本，小儿脾常不足，脾经清后加补，以防伤及脾胃，脾与肝关系密切，清肝经防肝旺伤脾侮肺；配伍推胸法、推背法宽胸理气、止咳化痰，揉局部天突、定喘、乳旁、乳根增强疗效；推三关、六腑，两者一寒一热、平衡阴阳；揉丰隆健脾化痰，行辅助排痰手法促进痰液排出，一方面可直接消痰，另一方面观痰色可辅助辨证。咳喘等症状明显时中药治以降气平喘、止咳化痰，方选定喘汤及三子养亲汤加减，症状得以缓解，予以止嗽散加减宣肺止咳化痰以巩固疗效。后患儿进入哮喘迁延期，咳喘等症反复发作，予推拿结合中药治疗，症状缓解。长期坚持推拿治疗，配合三伏及三九特殊时节进行保健推拿，患儿咳喘次数明显减少。后期随访，患儿无喘息、气促等症，纳寐正常，生长发育良好，属哮喘缓解期，患儿坚持推拿治疗以调理体质、增强免疫力，可助患儿补肺健脾、温补肾气，达到预防哮喘再发之效。

第四节　泄　　泻

一、概述

泄泻是因感受外邪、饮食所伤、脾胃虚弱等原因造成脾胃功能失常，以大便次数增多、便下稀薄或呈水样为主证的一种疾病。该病为小儿最常见的消化道疾病之一，尤以 3 岁以下的婴幼儿多见，年龄越小发病率越高，也是婴幼儿死亡的主要原因。本病四季均可发生，但以夏秋季节为多，且往往引起流行。本病最容易耗伤气津，重症患儿可伤阴或伤阳，或阴阳俱伤；如泄泻迁延不愈常可导致营养不良，影响生长发育或成为疳证等慢性疾病。

本证在《黄帝内经》中称为泄，有“濡泄”“洞泄”“飧泄”等。《难经》有五泄之分,汉唐时代称为“下利”,宋代以后统称为“泄泻”。

本病属于西医的腹泻病。推拿治疗小儿腹泻,具有很好的治疗效果,可以作为本病的首选治疗方法。

二、病因病机

小儿泄泻发生的原因,以感受外邪、内伤饮食、脾胃虚弱为多见。其病变主要在脾胃。因胃主受纳腐熟水谷,脾主运化水湿和水谷精微,若脾胃受病,则饮食入胃后,水谷不化,精微不布,清浊不分,合污而下,致成泄泻。故《幼幼集成·泄泻证治》说:“夫泄泻之本,无不由于脾胃。盖胃为水谷之海,而脾主运化,使脾健胃和,则水谷腐化,而为气血以行荣卫。若饮食失节,寒温不调,以致脾胃受伤,则水反为湿,谷反为滞,精华之气,不能输化,乃致合污下降,而泄泻作矣。”

(一)感受外邪

小儿脏腑柔嫩,肌肤薄弱,冷暖不知自调,易为外邪侵袭而发病。外感风、寒、暑、热诸邪常与湿邪相合而致泻,盖因脾喜燥而恶湿,湿困脾阳,运化失职,湿盛则濡泄,故前人有“无湿不成泻”“湿多成五泻”之说。由于时令气候不同,长夏多湿,故外感泄泻以夏秋季节多见,其中又以湿热泻最常见,风寒致泻则四季均有。

(二)伤于饮食

小儿脾常不足,饮食不知自节,若调护失宜,哺乳不当,饮食失节或不洁,过食生冷瓜果或难以消化之食物,皆能损伤脾胃,发生泄泻。如《素问·痹论》所说:“饮食自倍,肠胃乃伤。”小儿易为食伤,发生伤食泻,在其他各种泄泻证候中亦常兼见伤食证候。

(三)脾胃虚弱

小儿素体脾虚,或久病迁延不愈,脾胃虚弱,胃弱则腐熟无能,脾虚则运化失职,不能分清别浊,清浊相干并走大肠,而成脾虚泄泻。亦有暴泻实证,失治误治,迁延不愈,风寒、湿热外邪已解而脾胃损伤,转成脾虚泄泻者。

(四)脾肾阳虚

脾虚致泻者,一般先耗脾气,继伤脾阳,日久则脾损及肾,造成脾肾阳虚。阳气不足,温煦失职,阴寒内盛,水谷不化,并走肠间,而致澄澈清冷,洞泄而下的脾肾阳虚泻。

由于小儿稚阳未充、稚阴未长,患泄泻后较成人更易于损阴伤阳发生变证。

重症泄泻,因泻下过度,易于伤阴耗气,出现气阴两伤,甚至阴伤及阳,导致阴竭阳脱的危重变证。若久泻不止,脾气虚弱,土虚木亢,肝旺而生内风,可致慢惊风;脾虚失运,生化乏源,气血不足,无以荣养脏腑肌肤,久则可致疳证。

三、诊断

(一)诊断要点

(1)大便次数增多,每天3～5次,多者达10次以上,大便颜色淡黄、黄绿或褐色,可呈蛋花样或水样,可有黏液、奶瓣或不消化物,或伴恶心,呕吐,腹痛,发热等症状。

(2)轻型腹泻无脱水和中毒症状;中型有轻至中度脱水或中毒症状;重型腹泻及呕吐严重者,可见少尿,皮肤干瘪,囟门凹陷,眼眶下陷,啼哭无泪,烦躁口渴,神疲乏力,体温升高,腹胀等脱水和中毒症状。

(3)有乳食不节,饮食不洁或感受外邪史。

(二)临床表现

泄泻以八纲辨证为主,重在辨寒、热、虚、实。按起病缓急、病程长短分为暴泻、久泻,暴泻多属实,久泻多属虚或虚中夹实。

1.伤食泻

(1)证候:腹痛腹胀,痛则欲泻,泻后痛减,粪便酸臭如败卵;不思乳食,嗳气呕吐酸馊,手心发热,夜卧不安,面黄口渴;舌苔黄腻或微黄,脉滑数,指纹紫红而滞。

(2)证候分析:乳食入胃,停积不化,壅滞肠胃,气机不畅,故见脘腹胀满、发热。不通则痛,故见腹痛,痛则欲泻,泻后气机得畅,故腹痛亦能缓解,乳食内腐,气秽上冲,故嗳气呕吐酸馊。证属脾胃受损,运化失职。

2.寒湿泻

(1)证候:大便清稀多沫,色淡不臭,肠鸣腹痛;面色淡白,口不渴,小便清长;苔白腻,脉濡,指纹色红。

(2)证候分析:寒湿困脾,水湿不运,留于肠胃,升降之机失调,运化失职,故见泄泻清稀、粪多泡沫、臭气不甚;风寒郁阻,气机不畅,故见肠鸣腹痛。

3.湿热泻

(1)证候:泻下稀薄或暴注下迫,粪色黄而臭,或见少许黏液;腹部时感疼痛,食欲缺乏,身热,烦躁口渴,溲赤而短,肛门灼热而痛;舌苔黄腻,指纹色紫。

(2)证候分析:湿热之邪,蕴结脾胃,下注大肠,传化失职,故见泻下稀薄或暴注如水；湿性黏腻，热性急迫，湿热交蒸，壅结肠胃气机，故见泻下色黄而臭；湿热困脾，则食欲缺乏，可见身热、口渴；湿热在下，故见小便短黄、肛门灼红且痛。苔黄腻，指纹色紫为湿热之象。

4.脾虚泄泻

(1)证候：泄泻日久，或经常泄泻，大便溏薄，水谷不化，食后即泻；面色萎黄，神疲倦怠，食欲缺乏；舌苔淡薄，脉濡，指纹色淡。

(2)证候分析：脾胃虚弱，清阳不升，运化失职，故大便溏薄，色白不臭；脾虚则运化无权，故见食后作泻，食欲缺乏；精微不布，生化无源，气血不足，故见面色萎黄，神疲倦怠。

5.脾肾阳虚泻

(1)证候：久泄不止，食入即泻，粪质清稀，完谷不化，或见脱肛，形寒肢冷，面色㿠白，精神萎靡，睡时露睛，舌淡苔白。

(2)证候分析：久泻不止，脾肾阳虚。肾阳虚不能温煦脾阳，脾阳虚无权运化，土不制水，水反为湿，谷反为滞，阳不温布，阴寒内生，故形寒肢冷、面色㿠白，脾气虚陷则见脱肛等症。

西医学根据腹泻的轻重将其分为轻型、中型和重型。重型者常急性起病，也可由轻型逐渐加重、转变而来，腹泻一般每天10次以上，除有较重的胃肠道症状外，并伴有显著的全身症状，大便中含有大量水分，患儿食欲低下，常并发呕吐、发热等，体重很快下降，若不及时治疗，可逐渐出现脱水和酸中毒的症状，甚至可危及生命，故在临床上必须严密观察病情变化。

(三)辅助检查

1.粪便检查

观察颜色、性状，有无黏液、脓血等。

2.电解质和血气分析

判断是否存在脱水、电解质紊乱或酸碱失衡。

3.腹部X线或超声检查

以上检查可排除肠梗阻、肠套叠等并发症。

四、推拿治疗

(一)伤食泻

1.治法

消食导滞，健脾和中。

2.处方

揉板门,清胃经,清补大肠,摩中脘,运内八卦,分腹阴阳,顺摩腹,按揉脾俞,按揉胃俞,按揉大肠俞。

3.方义

揉板门能健脾和胃,消食化滞;清胃经、清补大肠,清肠胃积滞,和胃降逆;运内八卦行滞消食;分腹阴阳理气消胀除腹满;摩中脘加强消化和中、健脾和胃的功效。

4.随症加减

呕吐者,加推天柱骨 200 次。

(二)寒湿泻

1.治法

温中散寒,化湿止泻。

2.处方

补脾经,推三关,补大肠,揉外劳宫,摩脐,揉一窝风,拿肚角,推上七节骨,揉龟尾,按揉足三里。

3.方义

推三关、揉外劳宫,温阳散寒;补脾经、摩脐、按揉足三里能健脾化湿,温中散寒;补大肠、推上七节骨、揉龟尾,固肠止泻;揉一窝风、拿肚角,温中行气,止腹痛肠鸣。

4.随症加减

腹痛、肠鸣重者,加揉一窝风 200 次、拿肚角 20 次;体虚者,加捏脊 5 次;惊惕不安者,加清肝经、掐揉五指节各 200 次。

(三)湿热泻

1.治法

清热利湿,调中止泻。

2.处方

清脾经,清胃经,清大肠,清小肠,退六腑,揉天枢,推下七节骨。

3.方义

清脾经、清胃经,清中焦湿热,调中和气;清大肠、推下七节骨、揉天枢,清利肠腑湿热积滞;退六腑、清小肠,消热利尿,除湿。

4.随症加减

烦躁不安者,加掐揉小天心 200 次。

(四)脾虚泄泻

1.治法

健脾益气,温阳止泻。

2.处方

补脾经,补大肠,推三关,摩腹,揉脐,推上七节骨,捏脊,重提并按揉脾、胃、大肠俞。

3.方义

补脾经、补大肠、推三关、推上七节骨,温中散寒止泻;摩腹、捏脊、揉脐,健脾和胃;重提并按揉脾、胃、大肠俞,健脾胃理肠道。

4.随症加减

肾阳虚者,加补肾经、揉外劳宫各200次;腹胀者,加运内八卦200次;久泻不止者,加按揉百会200次。

(五)脾肾阳虚泻

1.治法

补脾温肾,温阳止泻。

2.处方

补脾经,补肾经,推三关,补大肠,运内八卦,揉脐,推上七节骨,揉外劳宫,按揉百会。

3.方义

补脾经、推三关,温阳散寒,健脾补气;补肾经、揉脐,温暖下元,补益气血;补大肠、推上七节骨,温阳止泻,涩肠固脱;揉外劳宫、运内八卦、按揉百会,温阳散寒,升阳举陷,行滞消食。

五、注意事项

(1)急性腹泻,除推拿外,应配合液体疗法进行治疗,以防气阴耗损过度,导致阴竭阳脱之危症。

(2)泄泻期间,适当控制饮食,减轻胃肠道负担,养成良好的饮食习惯。

(3)伴严重呕吐者,暂禁食4～6小时,可饮用淡盐水和糖水。腹泻好转后进食,应由稀到稠,由少到多。

(4)保持清洁,要勤换尿布,臀部皮肤保持干燥,防止发生红臀。

(5)如小儿出现面色苍白,小便极少或无尿,眼眶凹陷,呕吐频繁,饮食难进,精神萎靡等症状时,本法不宜单独使用。

医案赏析

基本信息：患者，胡某，男，2岁3个月。

主诉：发热2天，腹泻1天。

现病史：患儿于2天前无明显诱因发热，体温最高到38.5 ℃，1天前腹泻，大便日行8次，为蛋花汤样，少许黏液，伴脐周痛，食欲缺乏，小便短赤，伴流清涕，无咳嗽、咳痰，自行服用退热药物。为求进一步诊疗，今来就诊。

既往史：既往体健。

个人史及家族史：无家族遗传病史。

体格检查（中医四诊）：体温38 ℃，神志清，精神可，咽红，听诊双侧支气管呼吸音清，肛门红，舌红，苔黄腻，指纹脉络显于气关，色紫。

辅助检查：大便轮状病毒（+）。

中医诊断：泄泻。

西医诊断：轮状病毒性肠炎。

诊疗经过如下。①辨证：湿热泻。②治法：清热利湿，调中止泻。③推拿处方：清脾胃、清大肠、清小肠、清天河水、退六腑各300次，揉天枢50次，揉脐50次，推天柱骨、揉龟尾、推下七节骨各300次。嘱患者推拿后需补充足量水分，禁食高糖、高脂食物，水果、蔬菜暂缓，以粥、面为主。

随诊：①第2天随诊时，家长表示推拿后患儿大便5次，体温恢复正常，精神较前好转，可主动进食。查体：舌红，苔薄黄，指纹紫。故在原方基础上减推天柱骨，加揉中脘、足三里各100次。②第3天随诊时，家长述患儿大便行2次，黄色，糊状，腹痛缓解，胃纳好转，精神可。查体：舌淡红，苔薄白，指纹淡紫。巩固治疗后，患儿症状缓解。

按语

小儿脏腑柔嫩，肌肤薄弱，冷暖不知自调，易为外邪侵袭而发病。外感风寒暑热诸邪常与湿邪相合而致泄，脾喜燥恶湿，湿困脾阳，运化失职，湿胜则濡泄，且小儿为纯阳之体，感邪之后易从阳化热，湿热相结合，则发生湿热泻。湿热困脾是本案的主要病机，治疗以清热健脾利湿为原则。湿热泻为实证，清脾胃以清中焦湿热，清大肠、揉天枢清利肠腑湿热积滞，避免闭门留寇，达到邪去而泻自止的目的，清小肠、退六腑、清天河水、推天柱骨有清热、清脏腑郁热、消积导滞之功能，对发热烦渴、积滞、泄泻等实热证有效；龟尾、七节骨、脐是治疗小儿腹泻的特效穴，具有通调督脉经气、调理肠道的功能；以上诸法协同作用，达到清热利湿止泻、补益脾胃的目的。

第五节 腹 痛

一、概述

腹痛是以胃脘以下、脐之四旁以及耻骨以上部位发生疼痛为主要症状的一种临床证候。疼痛位于胃脘以下、脐部以上者为大腹痛；发生于脐周部位者为脐腹痛；发生于小腹两侧或一侧者为少腹痛；发生于脐下腹部正中者为小腹痛。本病可发生于任何年龄与季节，年长儿多能自诉腹部疼痛，婴幼儿往往不能正确表达，常以无故啼哭为主要临床表现。腹痛属于“腹皮痛”“腹冷痛”“腹中干痛”“腹中绞痛”“腹满痛”“绕脐痛”等范畴。

西医学根据病因将腹痛分为腹内脏器和腹外脏器引起的两大类，其中腹内脏器引起的腹痛中又有功能性和器质性之分。

二、病因病机

小儿腹痛发生的原因主要有感受寒邪、乳食积滞、热结胃肠、脏腑虚寒、气滞血瘀等，尤以感受寒邪为多见。其病变部位主要在肝、脾、六腑和经脉。肝喜条达而恶抑郁，脾喜运而恶滞，六腑以通为用，经脉以流通为畅，若肝、脾、六腑、经脉受损，则可导致脏腑气机阻滞，气血运行不畅，经脉痹阻，不通则痛，或脏腑经脉失养，不荣则痛，而发生腹痛。

（一）感受寒邪

小儿脏腑娇嫩，寒暖不知自调，若调护不当，衣被单薄，腹部为风冷寒气所侵；或饮食当风，过食生冷瓜果，寒邪凝滞中焦，中阳受戕。寒主收引，寒凝则气滞而血瘀，气血不畅，经络不通而发生腹痛。

（二）乳食积滞

小儿素体脾虚，乳贵有时，食贵有节。若乳食不节，暴饮暴食，饱食强食或过食坚硬、厚腻难消之物，则可致脾胃受损，食停中焦，气机壅塞不通，而发生腹痛。

(三)热结胃肠

若积滞不消,郁而化热,热积胃肠;或平素妄加滋补,过食辛辣香燥、膏粱厚味,胃肠积热;或外感时邪,入里化热,热灼肠腑,津液受损,致燥屎内结,肠腑不通,而发生腹痛。

(四)脏腑虚寒

禀赋不足,脾阳素虚;或过用苦寒攻伐之物,损伤脾阳,脾阳不运,水谷停而不行,壅遏气机,失于温煦,则腹部绵绵作痛。

(五)气滞血瘀

小儿起居不慎,跌扑损伤;或因暴力,损伤腹部;或腹部手术损伤脉络,瘀血内留;或腹部脏腑内伤,久病积瘀以致瘀血内停,脏腑气机不得宣通,而形成腹痛。此外,亦有因小儿情志不畅,肝失条达,或进食啼哭,气食相结,肝脾不和,气机阻滞而发生腹痛者。

(六)虫积腹中

饮食不洁,感染蛔虫,寄生于肠道,因虫多扭结成团,或蛔入胆道,以致气机阻滞,不通则痛。

三、诊断

(一)诊断要点

(1)疼痛在胃脘以下,脐周及耻骨以上。

(2)腹痛起病急骤或较缓慢。疼痛呈阵发性或持续性,疼痛范围不清楚,痛止后活动如常。

(3)腹软,多喜按,多无包块,无腹膜刺激征,肠鸣音正常或亢进。

(二)临床表现

1.感受寒邪

(1)证候:小儿感受寒邪后,突然腹痛,曲腰而啼,面色苍白,腹部喜按怕冷,手足欠温,大便溏薄,小便清长,舌质淡,舌苔薄白,指纹色红或隐伏不见。

(2)证候分析:小儿肌肤疏薄,风寒侵腹,内伤肠胃,寒凝气滞,气血壅阻不通,故腹痛剧急,遇阴寒则阳气闭,得温则阳气通,故喜温喜按;寒伤中阳,运化失调,故大便溏薄,小便清长;舌苔薄白,指纹红均为虚寒证。

2.乳食积滞

(1)证候:腹部胀满疼痛,面色黄而暗滞,不思乳食,嗳腐吞酸,恶心呕吐,矢气频作，腹泻或便秘，夜卧不安；舌苔白腻，指纹淡滞。

（2）证候分析：食滞蕴热，结于肠胃，则腹胀满疼痛，不思乳食。

3.热结胃肠

（1）证候：腹部胀满疼痛，拒按，疼痛部位多在脐周或全腹部；大便秘结，排便困难，或热结旁流，大便恶臭；可有高热，或日晡潮热；口干口渴，喜冷饮，烦躁不安，小便短黄，舌红苔黄燥或焦黑起刺，脉沉实有力或滑数。

（2）证候分析：多因过食辛辣、肥甘厚味，化生内热；或外感热邪，邪热入里；或情志不畅，五志化火，热与肠中糟粕相结。热邪内结于胃肠，耗伤津液，导致肠道失润，燥屎内结，腑气不通，气机阻滞，不通则痛。热邪上扰心神，可出现烦躁、谵语等症状。

4.脾胃虚寒

（1）证候：腹痛隐隐，喜温喜按，面色萎黄，形体消瘦，食欲缺乏，易发腹泻，舌淡苔薄，指纹色淡。

（2）证候分析：患儿素体阳虚，或因消导、攻下太过以致脾阳不振，气血不足以温养而腹痛隐隐，得热则寒气消散，故喜温喜按。

5.瘀血内阻

（1）证候：因跌打损伤，或术后腹内经脉损伤，瘀血内留；或久病不愈，瘀阻脉络。腹部疼痛，多呈刺痛，痛而拒按，有定处，经久不愈，或腹有结块，推之下移，面无光泽，口唇色晦，舌质紫暗或有瘀点，脉涩或指纹紫。

（2）证候分析：常有腹部外伤或手术史。瘀血内积，络脉瘀阻，气血运行不畅，故腹部疼痛；瘀乃有形之物，凝聚一处，难于消散，故多呈刺痛，且痛有定处，或有块，推之不动，按之痛剧；面无光泽，口唇色晦，舌质紫暗或有瘀点，脉涩为血瘀之象。

6.虫痛

（1）证候：腹痛突然发作，以脐周为甚，时发时止，痛时高声啼哭，有时腹部可摸到蠕动的块状物，时隐时现，有便虫史，面黄肌瘦，或嗜食异物，如有蛔虫窜行胆道则痛如钻顶，口吐清涎或伴呕吐。

（2）证候分析：因蛔虫聚团，动扰不安，阻碍小肠气机，故脐周痛，虫体摄取精微气血，故饮食不荣肌肤而面黄肌瘦，脾胃受损，不知五味故喜异食。

（三）辅助检查

1.血常规

功能性腹痛一般无异常。器质性腹痛根据病史，可查血常规、血糖等。

2.粪便常规

虫积腹痛，大便中可见虫卵。

四、推拿治疗

（一）感寒腹痛

1.治法

温中散寒，行气止痛。

2.处方

补脾经，揉外劳宫，推三关，摩腹，掐揉一窝风，拿肚角，寒实者加摩中脘，按脾俞。

3.方义

补脾经、摩腹，温中健脾；配推三关、揉外劳宫，温阳行气，散寒活血；掐揉一窝风、拿肚角，理气止腹痛。

4.随症加减

腹泻者，加补大肠 200 次。

（二）积食腹痛

1.治法

消食导滞，和中止痛。

2.处方

补脾经、运内八卦、揉板门各 200 次，清大肠 300 次，揉中脘、摩腹、揉一窝风各 200 次，分腹阴阳 100 次，揉天枢 200 次，拿肚角 10 次，揉足三里 200 次。

3.方义

补脾经、揉板门、摩腹、揉中脘、揉足三里，以健脾和胃，消食导滞，理气止痛；清大肠、揉天枢，以疏调肠腑积滞；揉一窝风，以行气止痛；运内八卦，以宽胸理气，调和气血；拿肚角，以止腹痛。

4.随症加减

呕吐者，加清胃经、横纹推向板门、推天柱骨各 200 次，掐内关 100 次；发热者，加清天河水、退六腑各 200 次。

（三）热结腹痛

1.治法

清热、通腑、导滞。

2.处方

清大肠、清胃经、清天河水、退六腑、摩腹、揉龟尾、推下七节骨各100次。

3.方义

清大肠、清胃经、退六腑、推下七节骨，以清热通便、缓解秘结；清天河水可清热解表，适用于热结胃肠引起的发热、烦躁等症状；摩腹、揉龟尾，以调理脾胃，通利大便，缓解腹痛。

4.随症加减

若腹胀明显，加揉中脘、天枢100～200次。若发热明显，加清肺经、推三关100～200次。若烦躁不安，加揉涌泉、掐十宣100～200次。

（四）虚寒腹痛

1.治法

温补脾肾，缓急止痛。

2.处方

分阴阳100次，补脾经、补肾经各300次，清肝经100次，揉外劳宫、推三关、揉丹田、揉中脘、揉脐、按揉足三里各200次。

3.方义

补脾经、补肾经、揉外劳宫、推三关，以温补脾肾，益气止痛；揉丹田，以温补下元；清肝经，扶土抑木，以缓急止痛；分阴阳、揉中脘、揉脐、按揉足三里，以温中和胃，散寒止痛。

4.随症加减

腹泻者，加补大肠300次、摩腹200次。

（五）瘀阻腹痛

1.治法

行气活血、通络止痛。

2.处方

推脾经、运内八卦、摩腹、拿肚角各100～300次，揉中脘、揉天枢各100～200次。

3.方义

推脾经、运内八卦，以理气调中，促进气血运行；摩腹、拿肚角，以缓解腹痛；揉中脘、揉天枢，以调理脾胃，缓解气滞。

4.随症加减

若腹痛剧烈，加揉神阙、掐十宣各100～200次。若腹部有瘀血结块，加揉血海、揉膈俞各 100～200 次。因跌扑损伤导致腹痛，加揉三阴交、揉足三里各 100～200 次。

(六)虫积腹痛

1.治法

温中行气，安蛔止痛。

2.处方

揉一窝风、揉外劳宫、揉脐、推三关、摩腹各 200 次，推四横纹 300 次。

3.方义

揉一窝风、揉外劳宫、推三关，以温中散寒，安蛔止痛；推四横纹、摩腹、揉脐，以健脾和胃，行气止痛。

4.随症加减

腹痛甚者，加拿肚角 10 次，按揉脾俞、胃俞各 200 次。

五、注意事项

(1)明确腹痛诊断，注意排除外科急腹症。

(2)辨析腹痛病因，酌情配合相关药物治疗，以提高疗效。如虫积腹痛，推拿止痛的同时，宜服驱虫药。

医案赏析

基本信息：患者，段某，男，2 岁。

主诉：腹痛时作半月余。

现病史：患儿半月前因食凉后出现腹痛，以脐周疼痛为主，腹痛拒按，家长予以热水袋温敷后，疼痛稍缓解，排便 3 次，大便不成形，便后痛减，未行特殊治疗；后患儿腹痛时作，喜温喜按，得温痛减。今晨患儿饮凉水后再次出现腹痛，伴食欲缺乏，遂来就诊。

刻下症：神志清，精神倦息，面色偏白，食少食欲缺乏，手足偏凉，大便 1～2 次/天，时有大便不成形，舌淡苔薄白，指纹淡红。

既往史：既往体健。

个人史及家族史：无家族遗传病史。

体格检查(中医四诊)：神志清，精神倦怠，面色偏白，腹稍胀，叩诊鼓音，脐周压痛，无反跳痛，肠鸣音正常，舌淡苔薄白，指纹淡红。

辅助检查：未做检查。

中医诊断：腹痛。

西医诊断：腹痛。

诊疗经过如下。①辨证：脾胃虚寒证。②治法：温中理脾，益气止痛。③推拿处方：补脾经 300 次，补胃经 200 次，补肾经 200 次，揉外劳宫 200 次，揉一窝风 200 次，顺运内八卦 200 次，推三关 200 次，揉中脘 200 次，分推腹阴阳 100 次，摩腹 5 分钟，拿肚角 5 次，按揉足三里 200 次，推上七节骨 100 次，捏脊 5 次，按揉脾俞、胃俞各 200 次。上述方法每天治疗 1 次，6 次为 1 个疗程。嘱平素多食温热物，避免生冷寒凉刺激。

随诊：治疗 1 个疗程后，家属诉患儿腹痛发作频次较前明显减少，食欲改善，大便性状较前变稠；第 2 个疗程治疗结束后，家长诉患儿未再出现腹痛，大便正常，1 次/天。

按语

患儿主因过食生冷食物而发病，《幼科发挥》载："热则发散而流通，寒则翕集而壅窒。"寒主收引，性凝不散，搏结于肠间，气机阻滞，不通则痛。患儿初为腹痛寒凝实证，后因未及时调治，病情迁延，由实致虚，寒气客脾，脾阳不振，运化失司，寒湿滞留，故患儿腹痛时作，喜温喜按；脾失健运，胃失和降，升降失调，故患儿食少食欲缺乏；脾主肌肉，脾阳不振，运化失司，阳气不能温煦四末，则四肢不温；脾主水液代谢，代谢失司，大肠对食物残渣中的水液吸收功能失常，故便不成形。治疗上当以运脾开胃，温中散寒为法，推拿处方选用补脾经和补胃经，二者合用，增强运脾开胃之力，温中补虚，以消阴翳。补肾经可以温养下元，联合补脾经脾肾双补，扶助正气，改善患儿虚寒腹痛、泄泻等症状。外劳宫性温，有温阳散寒、升阳举陷之功，善于治疗寒湿所致的腹痛、泄泻。揉一窝风可温中行气，发散风寒，宣通表里，止痛止惊，《幼科推拿秘书》载："一窝风能治肚痛。"顺运内八卦主升偏温补，可升提脾气，振奋脾阳，助脾运化。三关穴性温热，主治一切虚寒病症，推三关可补气行气，温阳散寒，温中补虚。以上诸穴连用，取其温性，以温补脾阳，散寒止痛。分推腹阴阳是小儿推拿和法的重要组成部分，可以平衡阴阳、调和脏腑、调和气血之功，和摩腹法合用以达到通行气血、运脾开胃、理气消食，加强脾胃运化功能。肚角穴具有运脾开胃、理气消滞之功，为治腹痛的要穴，可止痛止泻，因该穴刺激量较强，痛感明显，一般在治疗最后拿 3～5 次即可。

第六节 厌 食

一、概述

厌食是以较长时期食欲缺乏，见食不贪，食量减少，但精神尚好为临床特征的脾胃病证。本病各年龄阶段均可发生，以1～6岁儿童多见，城市儿童的发病率较高。发病无明显季节性，但夏季暑湿当令之时，可使症状加重。患儿除食欲缺乏外，一般无特殊不适，预后良好。但长期不愈者，可使气血生化乏源，抗病能力下降，而易罹患他病，甚或日渐消瘦转为疳证。

中医古代文献中无小儿厌食的病名，但文献所载"恶食""不思食""不嗜食""伤食""食积"等病证的表现与本病相似。《诸病源候论·小儿杂诸病三》载："小儿乳哺不调，伤于脾胃，脾胃衰弱，不能饮食，血气减损，不荣肌肉，而柴辟羸露，其脏腑之不宣，则吸吸苦热，谓之哺露也。"其记载的"哺露"与厌食极为相似。

二、病因病机

本病多与喂养不当、病后失调、先天不足以及情志失调等因素有关，病机关键为脾失健运。

（一）喂养不当

小儿脾常不足，且乳食不知自制，若哺喂不当，或添加辅食杂乱，或过食肥甘厚味之物，或滥食滋养之品，或溺爱，纵其所好，恣意零食、偏食，或饥饱无常，均可损伤脾胃，影响脾胃的受纳与运化功能，导致厌食。

（二）病后失调

小儿脏腑娇嫩，形气未充，若患他病，误用攻伐，或过用苦寒，或过用温燥，或病后失于调养，均可使脾胃受纳运化失常，而致厌食。

（三）先天不足

若母亲孕期营养摄入不足，或体弱多病，或为早产、多产之儿，导致胎禀怯弱，元气不足，脾胃薄弱，故食欲欠佳，不思乳食。

（四）情志失调

小儿神气怯弱，若暴受惊吓，或打骂体罚，或所欲不遂，或环境改变，均可导致情志抑郁，肝气不疏，乘脾犯胃，形成厌食。总之，本病病位主要在脾胃，病机为脾失健运。病久因气血化生乏源而影响小儿生长发育，可转为疳证。

三、诊断

(一)诊断要点

(1)以长期食欲缺乏为主要特征。

(2)除形体偏瘦，面色少华外，一般无其他阳性体征。

(3)排除其他慢性疾病和外感病。

(二)临床表现

1.脾失健运

(1)证候：食欲缺乏，食量减少，食而乏味，形体正常，精神如常，若强迫进食或偶有多食则脘腹胀满，舌淡红，苔薄白或薄腻，脉和缓，指纹淡紫。

(2)证候分析：因喂养不当或湿浊之气困脾，脾失健运，胃纳不开，食欲缺乏，食量减少，食而乏味；胃纳功能降低，消化功能低下，故若强迫进食或偶有多食则脘腹胀满。

2.脾胃气虚

(1)证候：长期不思饮食，形体消瘦，面色少华，形体消瘦，神疲，食少便多，便溏或完谷不化，舌体胖嫩，舌质淡，苔薄白，脉无力，指纹淡。

(2)证候分析：小儿禀赋不足，加之后天失养，或疾病迁延，损伤脾胃，致使脾胃气虚。脾胃气虚，气血生化不足，不荣于面，故见面色少华，形体消瘦；消化吸收功能失常，可见便溏或完谷不化。

3.胃阴不足

(1)证候：口燥咽干，食少饮多，好动，皮肤干燥，大便干，小便短少，手足心热，舌红少苔，脉细数，指纹浮红。

(2)证候分析：脾为阴土，喜燥恶湿；胃为阳土，喜润恶燥。胃阴指胃之清津，为阴液之本。胃阴不足，津液无由生化，纳运失常，故皮肤干燥，小便短少，手足心热。

(三)辅助检查

血生化检查可见锌、铜、铁等多种微量元素含量偏低。

四、推拿治疗

本病的病变部位为中焦脾胃，故治疗的基本法则为运脾开胃。临证之时虽可易辨气虚、阴虚，抑或气机不调的不同，但也要注意是否兼有湿积、食滞者。施术时需注意，消导不宜峻猛，补益不宜呆滞，养阴不宜滋腻。

(一)脾失健运

1.治法

健脾和胃。

2.处方

补脾经、补胃经、按揉足三里、揉中脘各200次，运内八卦100次，摩腹、揉板门、推四横纹各200次。

3.方义

补脾经、补胃经、按揉足三里，以和胃运脾；揉中脘，以消食助运；摩腹、揉板门，以健脾和胃，理气消食；运内八卦、推四横纹，以调中和胃。

4.随症加减

手足心热者，加清天河水、推六腑各200次。

(二)脾胃气虚

1.治法

健脾益气。

2.处方

补脾经、揉脾俞、揉胃俞、按揉足三里、摩腹、揉中脘各200次，运内八卦100次，捏脊5次，推三关、揉外劳宫、揉脐各200次。

3.方义

补脾经、揉脾俞、揉胃俞、摩中脘、揉足三里，以健脾益气，和胃消食；摩腹、运内八卦、捏脊，以理气和中，补益气血；推三关、揉外劳宫，以温阳益气；揉脐，以补中益气，消食助运。

4.随症加减

大便溏泻者，加补大肠200次。

(三)胃阴不足

1.治法

滋阴养胃。

2.处方

补胃经、补脾经、揉二马、揉板门各200次，运内八卦100次，揉脾俞、揉胃俞、运内劳宫、清天河水各200次。

3.方义

补胃经、补脾经、揉胃俞、揉脾俞，以开胃运脾；揉二马，以养阴清热；揉板门，以健脾和胃，消食导滞；运内八卦，以理气和中；运内劳宫、清天河水，以滋阴退热。

4.随症加减

大便秘结者，加清大肠、摩腹各 200 次，推下七节骨 100 次，揉膊阳池 200 次。

五、注意事项

(1)改变不良饮食习惯。定时进餐，饭前勿吃零食和糖果；饭前、饭后勿大量饮水及喝饮料。

(2)营造良好进食环境，不在进食期间训斥或打骂孩子，以免影响孩子的食欲。

(3)积极寻找厌食原因，采取针对性的有效措施。

医案赏析

基本信息：患者，李某，男，3 岁 3 个月。

主诉：食欲缺乏 1 个月。

现病史：患儿 1 个月前因饮食过饱出现腹胀，恶心欲呕，口服健胃消食药物后症状改善，未在意，后出现食欲不佳，不思饮食，食而不化，大便偏稀且夹杂未消化食物，夜卧不安，遂来就诊。

刻下症：面色少华，形体偏瘦，精神欠佳，食欲缺乏食少，不思饮食，口淡乏味，大便 1～2 天一行，舌淡红，苔白腻，脉缓无力。

既往史：既往体健。

个人史及家族史：无家族遗传病史。

体格检查(中医四诊)：神志清，精神欠佳，面色少华，形体偏瘦，食少、食欲缺乏，腹胀，叩诊鼓音，无压痛、反跳痛，肠鸣音正常，舌淡红，苔白腻，脉缓无力。

辅助检查：未做检查。

中医诊断：厌食。

西医诊断：厌食。

诊疗经过如下。①辨证：脾胃气虚证。②治法：健脾益气，佐以助运。③推拿处方：a.补脾经 300 次，清胃经 200 次，清大肠 200 次，揉板门 200 次，掐揉四横纹 200 次；b.揉中脘 200 次，揉天枢 200 次，摩腹 5 分钟；c.按揉足三里 200 次；

d.捏脊 7 次。上述方法每天治疗 1 次,6 次为 1 个疗程。嘱患儿家长给孩子准备清淡易消化饮食,注意饮食有节,避免过食肥甘厚味。

随诊:家属诉 2 次治疗后,患儿食欲较前改善;治疗 1 个疗程后,患儿食欲恢复,大便成形,未再夹有不消化食物。

按语

《素问·痹论》指出:"饮食自倍,肠胃乃伤。"该患儿由于饮食不节,超出脾胃运化能力,饮食停滞于中焦,使脾胃运化失司,清气不升,浊气不降,气滞不行,故有脘腹胀满,恶心欲吐;胃失和降,胃气上逆,故有嗳气时作;脾气不运,清浊失调,陈谷下倾,故大便溏薄夹杂未消化食物。治疗当以运脾开胃,消食导滞为法,在补脾经和清胃经运脾开胃的基础上,联合清大肠、揉板门、摩腹等手法,可以消食导滞,运达上下之气,使肠腑顺畅,上下得通,促进食欲恢复。四缝穴为经外奇穴,点刺四缝可以清泻脾热,运脾开胃,消食导滞,是治疗小儿食积伤食的要穴。临床上为避免小儿因针刺疼痛哭闹、抗拒治疗或护理不当而感染,可将刺四缝改为掐揉四缝,保有一定刺激量的同时,提高患儿的依从性。中脘穴为胃之募穴,天枢为大肠之募穴,两穴合用,可以通调腑气,调畅气机,以助胃肠功能的恢复。足三里穴作为全身强壮要穴,具有补中益气、健脾化湿之功,在治疗患儿食欲缺乏的同时,还能改善患儿体质,健脾补虚。

第七节　便　　秘

一、概述

便秘是因饮食不节,胃肠积热或气血不足,传导无力引起的以大便秘结不通,或排便时间间隔过长,或虽有便意而排出困难为主要临床表现的疾病。便秘是儿科临床常见的一个证候,可单独出现,有时继发于其他疾病的过程中。本证在《伤寒论》中有"阳结""阴结"及"脾约"等名称,其后又有"风秘""气秘""热秘""寒秘""热燥"等说。

西医亦称便秘,与肠动力缺乏、肛门疾病和先天性巨结肠等相关。

二、病因病机

小儿便秘的常见病因有饮食失调、情志失调、燥热内结、气血亏虚。本病病位在大肠，病机关键是大肠传导失常。

(一)饮食失调

小儿脾常不足，乳食不知自节，若喂养不当，饥饱失常，或过食辛辣香燥、油煎炙煿、生冷肥甘之品，或偏食挑食等，皆可损伤脾胃，致运化失常，乳食停滞中焦，久而成积，积热蕴结而致肠腑传导失常，引起便秘。

(二)情志失调

小儿肝常有余，若所欲不遂，情志不舒，肝气郁结，气机郁滞；或情绪紧张，气机郁结；或久坐不动，气机不利，均可致腑气郁滞，通降失常，糟粕内停，不得下行，而致便秘。

(三)燥热内结

温热病后，余热留恋，或肺热下移大肠，或过用辛温药物，或恣食炙煿辛辣之物，伤津耗液；或胎热素盛，肠道燥热等，均可导致肠胃积热，耗伤津液，燥热内结，肠道干涩，传导不利，粪质干燥坚硬，难以排出而便秘。

(四)气血亏虚

小儿脏腑娇嫩，形气未充，若禀赋不足，气亏血少，或进食过少，气血生化乏源，或吐衄便血，或壮热大汗，或因病过用发汗、通利、燥热之剂，耗气损阴伤津，致身体虚弱，气血虚衰。气虚则脾胃运化传导无力，血虚则津液不足以滋润大肠，均可致大便下行不利，糟粕难行而致便秘。

三、诊断

(一)诊断要点

大便干结，排出困难，有的数天一次，排时艰涩不爽。

(二)临床表现

小儿便秘根据其发病原因和临床表现，主要辨虚实。实证有热结、气滞，虚证有气虚、血虚。实证当清热润肠通便，虚证当益气养血通便。

1.实秘

(1)证候：大便干结，排出困难，烦热口臭，纳食减少，腹部胀满，面赤身热，口干唇燥，小便黄少；苔多厚腻或黄燥，脉弦滑，指纹色紫。

(2)证候分析：肠胃结热，津液耗伤，热结津伤，大便干结，故排便困难，便闭不通；气滞郁结于腹，故腹部胀满，纳食减少，腑气不通，燥热秽浊熏蒸于上，故口干唇燥，口臭；身热面赤为阳明里热之候；热移膀胱，小便黄少。余证皆为燥热内结之征象。

2.虚秘

(1)证候：排便时间间隔长，便秘不畅，或大便并不硬，但努责乏力难下，面唇皖白，指爪无华，形瘦气怯，腹中冷痛，喜热恶寒，四肢不温，小便清长；舌淡苔薄，脉虚，指纹淡。

(2)证候分析：食欲缺乏，素体虚弱；气虚则大肠传送无力，故大便不硬，但努责乏力难下；血虚津少，不能润滑大肠，故可致便秘不畅；心主血脉，其华在面，其荣在爪，面唇皖白、无华均为血虚之证；形瘦气怯、腹中冷痛、喜热恶寒、四肢不温为正气虚弱；气血互根，气虚健运无权，且不能生化精微，故舌淡脉虚，指纹淡红。

(三)辅助检查

单纯性便秘的实验室检查与其他检查多无异常。

四、推拿治疗

治疗小儿便秘，总以通便开秘为原则，根据病因不同，分别用清热通下、消导通下、行气通下、养阴润下、温阳通下等法。

(一)实秘

1.治法

理气行滞，清热通便。

2.处方

按揉膊阳池、清大肠、退六腑各 200 次，运内八卦 100 次，摩腹 200 次，推下七节骨 100 次，揉天枢、按揉足三里各 200 次，按弦搓摩、运内八卦各 100 次。

3.方义

清大肠、揉天枢，荡涤肠腑邪热积滞；摩腹、按揉足三里，健脾和胃，行滞消食；按弦搓摩、运内八卦，疏肝理气，顺气行滞；推下七节骨、按揉膊阳池、退六腑，通便清热。

4.随症加减

邪热偏盛者，加清天河水 200 次。

(二)虚秘

1.治法

益气养血,滋阴润燥。

2.处方

补脾经、清大肠、补肾经、推三关、揉上马、按揉膊阳池、揉肾俞各200次,捏脊10次,按揉足三里、摩腹、揉涌泉各200次。

3.方义

补脾经、推三关、捏脊、按揉足三里,补气养血,健脾调中,强壮身体;清大肠、按揉膊阳池配揉上马、摩腹、揉涌泉、揉肾俞,滋阴润燥,理肠通便。

五、注意事项

(1)对较长时期治疗效果不明显者,应做进一步检查。

(2)合理膳食,多吃蔬菜,并注意添加粗纤维食物,训练养成按时排便的习惯。

(3)不宜乱用泻药。对于因便秘造成肛裂的患儿,局部可涂少量麻油,并注意减轻其心理恐惧。

医案赏析

基本信息:患者,杨某,男,3岁8个月。

主诉:大便秘结3个月。

现病史:患儿5个月前患胃肠型感冒,加之饮食失调,导致大便稀薄,每天2~4次,腹泻持续月余,经多种中西药物治疗,泄泻痊愈,但此后大便干结。曾于某三甲医院就诊检查,排除肛肠等器质性病变。

刻下症:大便3~5天1次,努挣难下,口气臭秽,挑食,纳呆,体瘦乏力,面色干黄无华,语声低,舌淡,苔薄,脉沉细。

既往史:既往体健。

个人史及家族史:无家族遗传病史。

体格检查(中医四诊):神志清,精神可,语声低,体瘦乏力,面色干黄无华,舌淡,苔薄,脉沉细。

辅助检查:腹部X线检查及直肠指检均未见异常。

中医诊断:便秘。

西医诊断:功能性便秘。

诊疗经过如下。①辨证：虚秘。②治法：健脾益胃，益气养血，滋阴润燥，通便导滞。③处方：虚秘通便方化裁。选穴：双侧天枢、上巨虚、中脘、脾俞、膏肓俞、大肠俞、足三里、太白，以及脾经、大肠、脊柱、腹。施术要领：于中脘、膏肓俞、脾俞、大肠俞、天枢、足三里、上巨虚、太白施以揉法、补法，每穴以拇指或中指指端揉300次。于脾经施以推法、补法，穴位于大拇指桡侧面，从指尖推向指根，直推500次。于大肠施以推法、泻法，穴位于示指桡侧面，从指根推向指尖，直推500次。于腹施以摩法、泻法，穴位于腹部，顺时针摩300次。于脊柱施以捏法、补法，穴位于脊背正中，从大椎至长强捏7次。每天推拿1次，治疗6天后休息1天。

随诊：推拿5次后，患儿大便改善，2天1次，质较前变软；推拿7次后，患儿大便正常，每天1次，排便通畅。

按语

本案患儿所发便秘为虚实夹杂之证，因感外邪，损伤脾胃，大肠受病所致。胃失受纳腐熟，则食欲缺乏、纳呆。脾主运化，为气血生成之源，脾胃亏虚，气血生成不足，气虚则大肠传送无力，血虚津少不能滋润大肠而致大便干结，努挣难下。大便秘结，腑气不通，浊气上逆则口气臭秽。体瘦乏力，面色干黄无华，语声低，舌淡苔薄，脉沉细，皆为气血亏虚之征，故施以扶正祛邪、攻补兼施之治法。本案中，以虚秘通便方为基础方，加用中脘、脾俞、膏肓俞、足三里、太白等穴。中脘为胃之募穴，腑之会穴，具有较强的健脾和胃、消食导滞之功，是治疗小儿胃肠道疾病的常用穴位。脾俞为足太阴经气输注于背部的穴位，能健脾益气、生津润肠、通大便。膏肓俞为膀胱经循行于背部的腧穴，《备急千金要方》言其"无所不治""无所不取效"。膏肓俞具有益气补虚、调和气血、宽胸利膈、宁心安神之功，为治疗小儿脏腑功能失调的要穴。足三里乃足阳明胃经合穴，又为人身四总穴之一，具有健脾胃、补中气、调气血、通经络、健脾和胃之功，可用于治疗腹胀、腹痛、纳呆等症。太白为脾经原穴、腧穴，揉之可健脾益气、促运化。《小儿推拿讲稿——广意派传承录》言："脾经原穴太白，可促进脾之功能，达到有疾治病，无疾养生之效。"《灵枢·九针十二原》云："五脏有疾，当取之十二原。"原穴是人体元气集中的地方，故脏腑经络的病变在原穴上的反应也较敏感。故而揉太白是治疗脾胃虚弱的必用穴位。在小儿推拿手法中，缓推为补，急推为泻，补脾经次数宜多，手法宜轻柔缓慢，用力不宜过猛，故补脾经500次。燥屎结于大肠，以通为用，揉天枢、清大肠以荡涤下焦邪热积滞，除便秘、口臭。腹部为肠之居地，顺时针摩腹可通便，逆时针摩腹可止泻。腹部为任脉、足少阴肾经、足阳明胃经、足太阴脾经、足厥阴肝经的所过部位，在侧腹部还有足少阳胆经循行，所以摩腹不但可治疗大便异常，尚有健脾胃、补肝肾、调气血之用，可促进小儿生长发育，为儿科保健常用穴。关于捏脊，《小儿推拿讲稿——广意派传承录》言："自下而上捏脊，能调阴阳，理气血，和脏腑，通经络，培元气，壮身体，具有强健身体的功能，是小儿保健常用手法之一……本法操作时亦可旁及足太阳膀胱经脉左右4条循行线，有安和五脏、通达六腑、调和营卫、疏通经络、宁神益智的作用。"故选之。

第八节　遗　　尿

一、概述

遗尿是指3周岁以上的小儿不能自主控制排尿，经常睡中小便自遗（频数为每周1～3次或以上），醒后方觉的一种病证。本病男孩多于女孩，有明显的家族遗传倾向。本病病程较长，常反复发作。部分患儿可随年龄增长自愈，但遗尿频繁的患儿必须及早治疗，如果病程拖延日久，会影响患儿的身心健康，甚至影响其生长发育。

早在《灵枢·本输》就有"三焦者……入络膀胱，约下焦。实则闭癃，虚则遗溺，遗溺则补之，闭癃则泻之。"的记载。《诸病源候论·小儿杂诸病五·遗尿候》说："遗尿者，此由膀胱有冷，不能约于水故也……肾主水，肾气下通于阴。小便者，水液之余也。膀胱为津液之腑，既冷，气衰弱，不能约水，故遗尿也。"嗣后，历代医家均认为小儿遗尿多由虚寒所致，常用温补之法。明清时期拓展了肝经湿热的病机。现代对于本病的辨证论治及多种疗法有多方面的研究进展。

婴幼儿时期，由于发育未全，脏腑娇嫩，"肾常虚"，排尿的自控能力尚未完善；学龄儿童也可因白天游戏玩耍过度，夜晚熟睡不醒，偶然发生尿床，均非病态。年龄超过3岁，特别是5岁以上的儿童，睡中经常遗尿，每周超过一定次数，则为病态，称为遗尿症。

二、病因病机

(一)病因

(1)禀赋不足:先天禀赋不足,素体虚弱,肾气不足,下元虚寒,则闭藏失职,膀胱气化功能失调,而发生遗尿。

(2)病后失调:大病久病之后,失于调养,致使脾运失健,肺气虚弱,“上虚不能制下”而遗尿。

(3)湿热内蕴:或因疾病影响,或因饮食失调,以致湿热内蕴,郁于肝经,肝经疏泄失利,移热于膀胱而致遗尿。

(4)情志失调:突然受到惊吓,或因小儿自幼缺乏教育,没有养成良好的夜间排尿习惯;或因小儿白天嬉戏过度,夜间睡眠过深,呼唤不应;或骤然更换新环境等,均可造成遗尿。现代研究认为,尿道畸形、隐性脊柱裂、脊髓炎、脊髓损伤、癫痫、大脑发育不全、膀胱容积小、尿路感染等,都可能导致遗尿。

(二)病机

1.下元虚寒

肾为先天,职司二便,与膀胱相表里,膀胱为州都之官,主藏溺,小便的潴留和排泄为膀胱气化功能所司约,而膀胱气化功能的正常发挥有赖于肾的气化功能来调节。若小儿先天禀赋不足,后天病后失调,素体虚弱则肾气不固,下元虚寒,膀胱气化功能失调而致遗尿。正如《诸病源候论·小儿杂诸病五·遗尿候》说:“遗尿者,此由膀胱有冷,不能约于水故也。”《幼幼集成·二便证治》也说:“睡中自出者,谓之尿床,此皆肾与膀胱虚寒也。”

2.脾肾两虚

肾主水液,脾主制水,脾肾功能正常,则水液固摄有权,气化有序。由于小儿有“脾常不足”“肾常虚”的生理病理特点,若失于调养或因其他疾病导致脾肾虚弱,则水液代谢紊乱而发生遗尿。

3.肺脾气虚

肺为水之上源,有通调水道,下输膀胱的作用,脾主运化水湿而能制水,肺脾功能正常,方能维持机体水液的正常输布和排泄。若病后失调,致肺脾气虚,则水道制约无权而见遗尿。

4.心肾失交

心主神明,内寄君火,肾主水液,内藏相火,心火下炎以温肾水,肾水升腾以济君火,水火既济则心有所主,肾有所藏。若因教养不当,或睡眠较深,不易唤醒，失去对排尿的警觉，与心主神明功能失调有关，心神不宁，水火不济，故夜梦纷纭，梦中遗尿，或欲醒而不能，小便自遗。

5.肝经湿热

肝主疏泄，其经脉循阴器，抵少腹。若因湿热之邪蕴郁肝经，致肝失疏泄，或湿热下注，移热于膀胱，致膀胱开合失司而遗尿。正如《证治汇补·遗溺》所说："又有挟热者，因膀胱火邪妄动，水不得宁，故不禁而频来。"

三、诊断

（一）诊断要点

3岁以上小儿，睡眠中不经意尿床，轻则数夜一次，重则每夜1～2次或更多，且睡眠较深。年长儿童有害羞和紧张心理。

（二）临床表现

1.肾气不足

（1）证候：睡中经常遗尿，多则一夜数次，醒后方觉，面色无华，精神萎靡，智力欠佳，腰酸腿软，小便清长；舌质淡，脉沉细。

（2）证候分析：膀胱与肾相表里，小儿先天禀赋不足，后天久病失调，素体虚弱则肾气不固，下元虚寒，膀胱气化功能失调而致遗尿。肾气不足则真阳不足，故神疲乏力、面色无华；腰为肾之府，骨为肾所主，肾虚故腰腿酸软乏力，下元虚冷，故小便清长。

2.肺脾气虚

（1）证候：尿频而量不多，经常小便自遗，神疲乏力，消瘦，食少便溏，常自汗出；舌淡苔薄白，脉细弱。

（2）证候分析：肺脾气虚，肺为水之上源，上虚不能制下，故遗尿；脾主运化水湿而制水，脾气虚，则水道制约无权而见遗尿；肺主气，肺气不足，故神疲乏力；脾虚运化不健，输化无权，故食少便溏。

3.肝经湿热

（1）证候：遗出之尿尿量不多，但尿味腥臊，尿色较黄；平时性情急躁，或夜间梦语龂齿，口角糜烂；唇红，苔黄，脉数有力。

（2）证候分析：肝经郁热，蕴伏下焦，热迫膀胱，故尿遗而出；湿热蕴结膀胱，热灼津液故尿臊色黄、尿短量少；湿热内蕴，郁结化火，肝热偏亢，故性情急躁；又肝火内扰心神，故梦语龂齿。

(三)辅助检查

1.尿常规及尿培养

原发性遗尿一般无异常。继发性遗尿根据病史,可检查尿常规、尿比重、尿糖等指标。

2.X 线检查

继发性遗尿应注意有无脊柱裂,尿道造影有无畸形或其他异常。

四、推拿治疗

(一)肾气不足

1.治法

温阳补肾,固涩小便。

2.处方

补肾经,补脾经,掐揉二马,运内八卦,揉肾俞、关元,按揉百会。

3.方义

补肾经、补脾经健脾益气;掐揉二马滋阴补肾,利水通淋;运内八卦调和五脏,升清降浊;揉肾俞、关元,温补肾阳,固涩下元;按揉百会升阳益气。

4.随症加减

小便频数者,加运水入土、掐揉三阴交。

(二)肺脾气虚

1.治法

补中益气,固涩小便。

2.处方

补脾经,补肺经,捣小天心,补肾经,摩丹田,揉关元,按揉肾俞、脾俞,擦八髎,摩百会。

3.方义

补脾经、摩丹田、摩百会补中益气,调补气血;补肾经、揉关元、按揉肾俞,培元补肾,固涩小便;补肺经、擦八髎益气固涩;捣小天心醒神缩尿。

4.随症加减

大便溏泻者,加补大肠、揉脾俞各 200 次;食欲缺乏者,加运内八卦 100 次;自汗出者,加揉肾纹 200 次。

(三)肝经湿热

1.治法

平肝清热。

2.处方

分手阴阳,捣小天心,清小肠,清心经,掐肝经,清肝经,清脾经,补肾经,揉丹田,推箕门。

3.方义

掐肝经、清肝经,泻肝清湿热,调达肝气;清小肠、清心经,实则泻其子,清心火以平肝;清脾经清热利湿;补肾经、揉丹田、推箕门以养阴清热;捣小天心,清热镇惊醒神。

4.随症加减

小便黄赤苔腻,加清脾经;尿频数者,加清补肾经。

五、注意事项

(1)积极预防和治疗引起遗尿的原发疾病。

(2)夜间家长要注意患儿遗尿时间,定时唤醒小儿起床排尿,从而培养其自行排尿。

(3)较大儿童,白天要注意培养按时排尿习惯,建立合理生活起居,勿使其过度疲劳。此外,推拿时可结合成人推拿手法。

(4)积极鼓励患儿树立治疗信心,消除顾虑和紧张情绪等不良因素,树立战胜疾病的信心。

医案赏析

基本信息:患者,黄某,女,6 岁 5 个月。

主诉:夜间尿床 1 年余。

现病史:患儿 1 年前无明显诱因出现夜间尿床,伴尿频,尿不尽,曾在外院进行针灸、推拿、理疗等治疗,效果不佳。现睡中经常遗尿,醒后方觉,天气寒冷时或饮食生冷后加重,小便清长,神疲乏力,面色少华,纳眠可,大便调,遂来我院就诊。

既往史:既往体健。

个人史及家族史:无家族遗传病史。

体格检查(中医四诊):神志清,神疲乏力,面色少华,舌淡,苔薄白,脉沉细。

辅助检查:骶尾骨正位片显示骶椎隐裂。

中医诊断:遗尿。

西医诊断:遗尿。

诊疗经过如下。①辨证:下元虚寒。②治法:温补肾阳,固摄止遗。③推拿处方:分手阴阳,补肾经,清补脾,清胃经,揉龟尾,摩下腹(局部潮红为度),横擦肾俞、志室、命门;每个穴位以“通”(局部滑利流畅)为度。每周治疗6天,休息1天,6次为1个疗程。心情烦躁,情绪亢奋,加清心经、清肝经;气虚容易感冒,加补肺经、按揉足三里;睡眠不安、形体易瘦,加揉足三里、三阴交;神疲乏力,肢冷畏寒,加揉肾俞、关元。嘱家长配合膀胱功能训练和夜间叫醒法等行为疗法。

随诊:①治疗1个疗程后,患儿较前易被叫醒,遗尿次数明显减少。嘱患儿继续予以推拿手法治疗,每天1次。嘱患儿避免劳累,保持乐观情绪积极配合治疗。②治疗2个疗程后,患儿偶尔可自主醒来小便,精神较前明显改善。嘱患儿继续予以推拿手法治疗,每天1次。嘱家长配合膀胱功能训练和夜间叫醒法等行为疗法。③治疗3个疗程后,患儿神志清,精神可,面色红润,可自主醒来小便,未再遗尿。电话随访至今,未再复发。

按语

儿童遗尿症可分为单症状性夜间遗尿症和非单症状性夜间遗尿症。单症状性夜间遗尿症是指仅有夜间遗尿,没有任何下尿路功能障碍症状,尿量通常在正常范围内;非单症状性夜间遗尿症不仅指夜间遗尿,还伴有不同的白天下尿路症状,如尿失禁、尿急、尿频等。

《幼科铁镜》记载:“推拿揉掐,性与药同。用推即是用药”。分手阴阳,起到平衡阴阳、调和气血、行滞消食的作用;肾主水,补肾经可以起到补益肾气的治疗作用,肾气充足在调节水液代谢的过程中具有促进作用;清补脾经,亦称“运脾法”,具有清利水湿之功效,“脾”为“运”,而不是“补”“过”会阻塞“气”“过猛”会损伤脾胃。“运脾法”具有补中寓消,消中有补,补不碍滞,消不伤正者。清胃经配合清补脾可以起到升清降浊、补脾和胃的作用。根据腹部九分法,下腹部主要是膀胱等脏器的所在位置,同时也是关元、中极等穴位的位置,摩下腹部、揉龟尾可以起到提升盆底肌张力,改善膀胱功能的作用。肾俞、志室属于足太阳膀胱经的穴位,命门属于督脉穴位,三者可以起到补益肾气、培元固本的作用。根据辨证论治,结合患者不同证型随证加减,其中清肝经、清心经,可以清肝泻火、清心安神的作用;补肺经、按揉足三里可以起到补肺脾之气；按揉足三里、三阴交可以补益脾肾之气；按揉肾俞、关元可以起到补益肾气的作用。

第九节　尿　频

一、概述

尿频又称“小便频数”，是指以小便次数增多为主要特征的病证。其特点是总尿量一般正常，白天症状明显，夜间症状消失。该病一年四季均可发病，但以寒冷季节多发。多发于学龄前儿童，尤以婴幼儿发病率最高，女孩发病率高于男孩。急性发病，及时治疗，多能痊愈；慢性发病，或反复发作，常迁延日久，影响小儿身心健康。

现代医学认为，小儿出生后头几天内，因液体摄入量少，每天排尿仅 4～5 次；一周后因小儿新陈代谢旺盛，进水量较多而膀胱容量小，故排尿次数可增加至20～25 次；以后间隔逐渐延长，1 岁时每天排尿 15～16 次，到 6 岁时每天排尿 6～7 次。若小儿每天排尿次数超过正常范围且尿势急迫者，则称为“尿频尿急”。西医所论的泌尿系统感染、结石、肿瘤、白天尿频综合征等疾病均可出现尿频，但儿科以泌尿系统感染和白天尿频综合征(神经性尿频)最为常见。

尿频属于中医“淋证”的范畴。尿频早在《黄帝内经》中即有论述，如《素问・脉要精微论》云：“水泉不止者，是膀胱不藏也。”隋唐时期，多将尿频归于淋证论述。

其病因病机方面，隋代巢元方《诸病源候论・小儿杂诸病五・诸淋候》提出：“小儿诸淋者，肾与膀胱热也。膀胱与肾为表里，俱主水。……其状：小便出少起数，小腹急痛，引脐是也。”《诸病源候论・小儿杂诸病五・小便数候》云：“肾与膀胱为表里，俱主水，肾气下通于阴，此二经既受客热，则水行涩，故小便不快而起数也。”后世医家多继承此观点，继而总结出“肾虚为本，膀胱积热为标”的淋证发病的主要病机，沿用至今。至明清时期，医家对本病的病因认识较多，除原有的火热、肾虚外，还提出了湿热、脾虚之不同。如明代王肯堂《证治准绳・淋》中提出“淋病必由热甚生湿，湿生则水液浑，凝结而为淋”的观点。明代张景岳《景岳全书》认为淋证病因初起必因热，日久则损伤脾肾，致中气下陷，命门不固。清代沈金鳌《幼科释谜・大小二便》认为“诸淋皆由肾虚”。

其推拿治疗方面,《幼科推拿秘书·淋涩门》指出:“小儿淋涩,火也,宜清之。法宜分阴阳,运八卦,运五经,清肾水,清天河,捞明月,向丹田擦,下多上少。如小水不止,十数遍以至百遍,乃真火少,不能克水,补元气为主,法宜分阴阳,运八卦,补脾土,补肾水,运水入土,重推三关。大小便结法,分阴阳,运八卦,补脾土,清肾水,运水入土。小便结,用此运土入水。大便结,用退六腑,双龙摆尾……肾水枯短,法宜揉小天心,补肾水,补肺经。”

二、病因病机

(一)病因

1.肺脾气虚

病后失调,肺脾气虚,肺气虚宣降失常,不能将水津布散周身,脾气虚运化无力,升清无能,清气不能上输于肺而布散全身,则水津不布而下行,导致尿频发生。

2.阴虚内热

素体阴虚,或热病之后阴液耗伤,肾阴不足,不能潜阳,虚火内生,下移膀胱,膀胱约束无力而致尿频。或肾阴不足,不能上济心火,心火下迫,移热膀胱,亦可致尿频发生。

3.湿热蕴结

久居湿地,外感湿邪,或食积日久,酿湿生热,湿热内蕴,下注膀胱,膀胱失约,而尿频自生。热邪郁肺,升降失常,随经络影响膀胱,清气不升,精化为浊,故小便增多,膀胱失约,开合失常则尿频。

(二)病机

1.病位

尿频的关键部位在肾与膀胱。肾主水,与膀胱相表里,膀胱的气化主要靠肾气主司,各种原因,只要能导致肾气不足,则使膀胱气化失司,尿频乃生。若外邪侵袭,湿热蕴结,下迫膀胱,则也可致膀胱失约而生尿频。除肾与膀胱外,尿频的发生还与脾、心、肺有关;中气不足,运化失常,升清无能,水津下输则尿频;心阴不足,或肾阴不足,不能上济心火,心火亢盛,或肺经热郁,移热膀胱,使膀胱失约,则小便频数。

2.虚实

小儿尿频的发生有虚有实,肾气不足,膀胱失约;肺脾气虚,水津不布;肾阴不足,心火过亢皆脏腑虚弱为患,属虚证。肺经热郁,膀胱湿热则属实证。临床上虚实之间也可互相转化，脏腑虚弱，卫外不固，易感外邪，外感风热，湿热内侵则可见虚中有实之象；湿热内蕴日久可损伤肾气而见肾气亏虚之证。

三、诊断

（一）诊断要点

（1）尿频：每天排尿次数明显增多（通常＞8次/天），尿量正常或减少。

（2）伴随症状：可能伴有尿急、尿痛、尿失禁、夜间遗尿等。

（3）排尿习惯：注意是否有憋尿、排尿困难或尿流异常。

（二）临床表现

1.湿热下注

（1）证候：起病急，小便频数、短赤，尿路灼热疼痛，尿液淋沥浑浊，镜检可见红细胞、白细胞等，小腹坠胀，腰部酸痛，婴儿则时有啼哭不安，畏惧小便，常伴有发热，口渴不欲饮，烦躁不安，头痛身痛，恶心呕吐，舌质红，苔薄腻微黄或黄腻，脉滑数有力。

（2）证候分析：外感湿热，内伤积滞，湿热内蕴，湿热之邪侵袭下焦，客于肾与膀胱，气化不利，开阖失司，小便频数。热邪重则烦躁不安，尿路灼热疼痛，小便短赤；湿邪重，腰酸背痛，肢体困倦，湿邪侵袭膀胱，清气不升，精化为浊，小腹坠胀，小便增多，膀胱失约，则尿频出现。

2.脾肾气虚

（1）证候：病程日久，小便频数，淋沥不尽，尿液清冷，神倦乏力，面色萎黄，食欲缺乏，甚则畏寒怕冷，手足不温，大便稀薄，眼睑水肿，舌质淡或有齿痕，苔薄腻，脉细弱。

（2）证候分析：久病体弱，脾肾气虚，出现畏寒怕冷，手足不温；脾气虚，则中气下陷，运化无力，升清无能，水津下输故排尿功能失控，小便频数，尿液清冷。肾主闭藏而司二便，肾气不足，则固摄无力，气化失司，开阖失调，膀胱气化失司，故小便频数，淋沥不尽。

3.阴虚内热

（1）证候：病程日久，小便频数或短赤，低热，盗汗，颧红，五心烦热，咽干口渴，唇干，舌质红，苔少，脉细数。

（2）证候分析：病程日久，久病伤阴，阴伤津少，则咽干口渴；阴虚内热，虚热内灼，颧红唇干，五心烦热；虚火侵袭下焦，膀胱气化失司，烧灼尿路，则小便频数、短赤。多见于尿路感染病程较长或反复发作者。

(三)辅助检查

尿常规检查可见白细胞增多或脓细胞,可见白细胞管型。中段尿培养可见尿细菌培养阳性。

四、推拿治疗

本病分虚实证治。实证宜清热利湿,虚证宜温补脾肾或滋阴清热,病程日久或反复发作者,多为本虚标实、虚实夹杂之候,治疗要标本兼顾,攻补兼施。

(一)湿热下注

1.治法

清热利湿,通利膀胱。

2.处方

分手阴阳,清心经,清小肠,清天河水,推下七节骨,推箕门,按揉三阴交,退六腑,捣小天心,揉二马,按揉阴陵泉。

3.方义

心与小肠相表里,心火移热于小肠则发为淋证。方中清心经清心火,清小肠经清利小肠,二穴表里同治,使湿热、心火从小便排出;清天河水能清心泄热利水,推下七节骨为清为降为泻,能清热化湿、退热降气以通淋;推箕门、按揉三阴交为利尿通淋之常法,能清热利湿,通调水道;退六腑清泻湿热;捣小天心缓急止痛,镇静除烦;按揉阴陵泉健脾利湿,通利三焦;揉二马滋阴补肾、清热不伤阴、通淋不伤肾。全方以清见长,功能清热利湿,利尿通淋。

(二)脾肾气虚

1.治法

温补脾肾,升提固摄。

2.处方

补脾经,补肾经,运土入水,推上三关,揉外劳宫,摩丹田,按揉脾俞、肾俞,揉命门、腰阳关,推上七节骨,摩百会。

3.方义

补脾经补土制水,补肾经益肾元、固肾水,二穴同用脾肾双补,制水摄水,配合运土入水,则能调节先天肾与后天脾,增强运土制水功效。推上三关,揉外劳宫温补阳气,固摄小便。揉脾俞、肾俞,揉命门、腰阳关健脾益气,温助元阳。摩丹田和推上七节骨为温补要法,能温命门火,培元气,固本而升阳制水,止尿频。

摩百会增加升提固摄之功。全方以温补固摄见长，以调节脾肾之气和阴阳为特点，切中脾肾气虚尿频病机。

（三）阴虚内热

1.治法

滋阴补肾，清热降火。

2.处方

分手阴阳，清天河水，推箕门，按揉三阴交，捣小天心，揉二马，补肾经，水底捞月，推肾顶，摩丹田、百会，揉涌泉，拿太溪。

3.方义

清天河水能清热不伤阴；推箕门、按揉三阴交清热利湿，通调水道；捣小天心缓急止痛，利水通淋；揉二马、水底捞月滋阴清热；补肾经、推肾顶、拿太溪滋阴补肾；摩丹田固本制水，止尿频；分手阴阳配合百会、涌泉，调和阴阳，增强其自我控制能力。

小便拘急加点内关、摩揉小腹、点揉足三里；小便疼痛加点揉阳陵泉、拿肚角；小便淋沥不尽加推上三关、点揉中极；小便无力、遗尿加关尿门。（关尿门：一手拇指置于关元，其余四指握拳，以四指手背指间关节置于肚脐平面；在拇指点按关元的同时，以拇指为圆心，四指指间关节为半径逐渐从外上向内下方推按直到腹正中线止，左右两侧各操作9遍。）

五、注意事项

（1）节饮食，调情志。

（2）积极治疗泌尿系统感染、结石、肿瘤等疾病。

（3）白天尿频综合征要注意患儿的心理疏导。

（4）推拿治疗神经性尿频具有较好的疗效，合并尿路感染时应配合中药或西药治疗。

（5）不良习惯、包皮过长、尿路感染、精神因素及蛲虫病等都可引起尿频。因此，临证时应明确诊断，对因治疗。

医案赏析

基本信息：患者，刘某，女，5岁。

主诉：小便增多10天。

现病史：患儿10天前因交通事故惊吓后小便增多，0.5～1.0小时1次，晚上入睡后正常，就诊于某妇幼保健院，查血常规、尿常规均未见异常，诊断为神经性尿频，给予谷维素治疗效果不佳。症见小便次数多，1小时一行，每次尿少，甚则点滴而下，尿急，无尿痛，面白少华，舌淡苔白，脉沉细无力，余无不适。

既往史：既往体健。

个人史及家族史：无家族遗传病史。

体格检查（中医四诊）：神志清，精神可，面白少华，舌淡苔白，脉沉细无力。

辅助检查：血常规、尿常规均未见异常。

中医诊断：尿频。

西医诊断：神经性尿频。

诊疗经过如下。①辨证：肾气不固证。②治法：温肾化气，固涩下元。③处方：补肾经5分钟。揉外劳宫、二马各3分钟，按揉气海、关元各2分钟；按揉三阴交2分钟；按揉三焦俞2分钟，补脾经2分钟，清天河水1分钟，捏脊5遍。每天1次，连续治疗6天为1个疗程。

随诊：治疗1个疗程后，小便次数较前减少，治疗2个疗程后，小便恢复正常。

按语

患儿因为交通事故受到惊吓出现小便频数，属于西医中神经性尿频的范畴，神经性尿频又名白天尿频综合征，以2～11岁的儿童多见。临床表现为白天尿频、尿急但无尿痛，入睡后症状消失，白天排尿次数增多，但总尿量无明显增多，且泌尿系统彩超、尿常规等辅助检查无明显异常。小儿神经性尿频的西医治疗主要是药物治疗辅以心理干预，常用西药有山莨菪碱、吲哚美辛、谷维素等，服用后可以减少小便次数，但是不良反应比较大，且存在复发率较高的情况。

《素问·脉要精微论》曰："水泉不止，是膀胱不藏也。"肾主水，即指肾能够调节人体津液代谢，肾亦能分清泌浊，将津液中清的部分即精华向布散人体全身，将津液中浊的部分下注膀胱转化为尿液，膀胱曰"州都之官"，具有贮藏并排泄尿液的功能，而膀胱此功能的正常发挥依赖于肾的蒸腾气化功能。肾气足则能固摄，膀胱开合有度则排尿正常；若肾气不足固摄无力，导致膀胱开合失职出现小便不利、尿频，甚则尿失禁等症状。由于小儿本身的生理特点，故临床上常见脾肾气虚型，临床思路亦多以补气健脾、温肾缩尿为治疗大法。小儿推拿是运用手法操作刺激患儿体表穴位，激发儿童自身调节功能达到防治疾病的目的。由于交通事故受到惊吓，恐则气下，下元不固膀胱失约所致，故采用补肾固元推拿手法。补肾、揉二马可补益肾气不足，大补元气，纠正小便频或点滴而下，改善面白少华；揉外劳宫既能配合补脾共奏健脾固摄之功，又能收温中助运之效；按揉三焦俞通调全身水液；关元、气海乃任脉上穴位又在膀胱区上，可刺激膀胱收缩，加强制约作用；关元、气海能够补气益肾，促进肾的气化功能，膀胱能固摄尿液并正常排泄。清天河水可清心而利小便。捏脊调整脏腑阴阳平衡。诸穴合用，共奏补肾固元止尿之功，故疗效较好。

第十节 荨麻疹

一、概述

荨麻疹是一种小儿常见的过敏性皮肤病，是在各种诱因（感染、药物、食物、生物、植物、精神、内脏疾病等）作用下，皮肤、黏膜小血管扩张及渗透性增加而出现的一种局部性水肿，基本损害为风团，发生和消退都较快，可伴有瘙痒和烧灼感。

中医学无荨麻疹病名，但类似记载可见于历代医籍的“隐胗”“痦瘟”“瘾疹”“风丹”“风屎”“风疹疙瘩”等病证中。如隋代《诸病源候论·小儿杂诸病五·风瘙隐疹候》说：“小儿因汗，解脱衣裳，风入腠理，与血气相搏，结聚起，相连成隐疹。风气止在腠理，浮浅，其势微，故不肿不痛，但成隐胗瘙痒耳。”这为本病的诊治提供了指导。

《金匮要略·水气病脉证并治》云：“风气相搏，风强则为瘾疹，身体为痒。”本病属中医学“瘾疹”范畴，主要是由于机体阴阳失衡，卫外不固，湿热内蕴，复感风邪，郁于肌肤而成，或因胃肠湿热，饮食不节，复感风邪，使内不得疏泄，外不得透达而发，或阴血不足致血虚生风。因此，风邪是本病的主要发病因素。

本病分为急性、慢性及特殊类型三大类。在特殊类型中又有血管性水肿、冷性荨麻疹、胆碱能性荨麻疹及丘疹性荨麻疹等类型。无明显季节性，任何年龄均可发病。儿童多见急性荨麻疹，婴儿及儿童多见丘疹性荨麻疹。

现代研究对本病的病因、发病机制等有了新的发展，尤其对中医有效方药的研究显示了较好的开发应用前景。

二、病因病机

中医学认为本病主要由风邪所致，风为百病之长，风邪善行而数变，常夹热、寒、湿之邪侵犯人体而引起肌肤骤起风团，瘙痒难忍。禀赋不耐之儿，风邪易入，随个体不同，或风寒或风热，蕴于肌腠而发；或素有脾胃湿热，再因风邪而入，诱发于肌表所致；或因素体虚弱，血虚生风而作。现代医学提出了“禀赋不耐”，即患儿本身的体质因素是发生本病的基本原因。

三、诊断

（一）诊断要点

1.典型临床表现

（1）风团（荨麻疹皮疹）：突发的红色或苍白色隆起性皮损，形态不规则，大小不一，伴有明显瘙痒。

（2）瘙痒：风团通常伴有剧烈瘙痒，搔抓后可能加重。

（3）游走性：风团可在数分钟至数小时内消退，不留痕迹，但可在其他部位新发。

（4）血管性水肿：部分患者可伴有眼睑、口唇、手足等部位的局限性肿胀。

2.病史

（1）诱因：询问有无食物、药物、感染、物理刺激（如冷热、压力）、昆虫叮咬、花粉接触等诱因。

（2）病程：急性荨麻疹（病程＜6 周）或慢性荨麻疹（病程≥6 周）。

（3）伴随症状：有无发热、腹痛、关节痛、呼吸困难等系统症状。

（二）临床表现

1.风热相搏

（1）证候：风团为红色，焮热作痒，因热则发作或加剧，风吹凉爽则减轻或消失。或伴有恶风发热，口渴心烦，舌红，苔薄或黄，脉浮数。一般急性荨麻疹、丘疹样荨麻疹等多见此证型。

（2）证候分析：风邪善行数变，侵犯肌表则肌表瘙痒难忍。患儿若内蕴湿热，卫外不固，复感风邪，则发为此病。风热作祟，发为红色风团，焮热作痒，遇热尤甚，得凉则减。风热犯表证，症见恶风发热，口渴心烦。舌红，苔薄或黄，脉浮数亦是风热之象。

2.风寒外袭

(1)证候:风团色泽淡红,或中央白色、周围红晕,伴有痛痒。风吹、着凉或浸涉冷水后发作或加剧,得暖则减轻或消失。或恶寒畏风,口不渴,苔薄白,脉浮缓。急、慢性荨麻疹,冷性荨麻疹多见此证型。

(2)证候分析:小儿先天禀赋不足,或因汗解脱衣裳,或因浸涉冷水,风邪入侵,蕴于肌腠而发为此病。风寒客表则风团色泽淡红,寒邪闭阻阳气则痛痒,风吹、着凉或浸涉冷水后发作或加剧,得暖则减轻或消失。恶寒畏风,口不渴,苔薄白,脉浮缓均是外感风寒之象。

3.气血两虚

(1)临床表现:风团色淡或与皮肤颜色相同,反复发作,经年不愈。若患儿素体多汗易感,则往往在汗出冒风时出现风团,且风团可为点状伴瘙痒;若久病或病后气耗血伤则可伴头昏眩晕、心烦失眠、食欲缺乏等。舌淡,苔薄,脉细。临床慢性荨麻疹、胆碱能性荨麻疹等多见此证型。

(2)证候分析:小儿因素禀不足,血虚生风而作此证,故风团色淡或与皮肤颜色相同。患儿卫气不固,正虚邪恋则多汗易感,往往在汗出冒风时出现风团,且风团可为点状伴瘙痒。头昏眩晕、心烦失眠、食欲缺乏等,舌淡,苔薄,脉细均为久病或病后气血耗伤之征。

(三)辅助检查

1.血常规

嗜酸性粒细胞增多可能提示过敏或寄生虫感染。

2.变应原检测

如特异性 IgE 检测或皮肤点刺试验,可帮助明确诱因。

3.C 反应蛋白

评估有无感染或炎症。

4.自身抗体检测

慢性荨麻疹患者可检测抗甲状腺抗体、抗 IgE 受体抗体等自身抗体的水平。

四、推拿治疗

(一)风热相搏

1.治法

疏风清热。

2.处方

清天河水，平肝清肺，清大肠，四大手法，拿揉风池，按揉风门、肺俞、肝俞、胃俞，拿肩井。

3.方义

清天河水、四大手法可祛风清热；清大肠可清解体内湿热；平肝清肺，拿揉风池，按揉风门、肺俞、肝俞、胃俞，祛风解表；拿肩井能祛邪外出防复感。

(二)风寒外袭

1.治法

疏风散寒。

2.处方

揉一窝风，推三关，平肝清肺，四大手法，按揉大椎、风门、肺俞、肝俞，拿肩井。

3.方义

揉一窝风，推三关，四大手法，按揉大椎能祛风散寒；平肝清肺，按揉风门、肺俞、肝俞能祛风解表；拿肩井能祛邪外出防复感。

(三)气血两虚

1.治法

卫外不固者治以益气固表祛风；气血两虚者治以益气养血，祛风安神。

2.处方

推三关，天门入虎口，补脾经，四大手法，按揉大椎、风门、肺俞、肝俞、胃俞，拿肩井。

3.方义

推三关，天门入虎口，补脾经能补益气血；四大手法，按揉大椎、风门能祛风止痒；按揉肺俞、肝俞、胃俞，拿肩井能调理脏腑，养血祛风。

五、注意事项

饮食宜清淡，富有营养，易消化，多食蔬菜、水果。有明确食物变应原的患者，应避免食用此类食物。腹痛者应避免食用粗糙、带壳及过硬的食物，以免加重腹痛及引起上消化道出血。腹泻者不宜食用纤维素含量较多及润肠通便的食物，如芹菜、香蕉等，饮食应温热，避免油腻、生冷食物。忌食辛辣腥发食物，如牛肉、羊肉、鸡肉、海鲜、香菜、韭菜、生姜、蒜、葱、蛋类、菌类等食物，禁饮浓茶、酒类等。

医案赏析

基本信息：患者，段某，男，2岁。

主诉：全身起红色风团2天。

现病史：2天前无明显诱因皮肤出现散在分布的风团样斑丘疹，花生米样大小，部分丘疹顶部有小水泡，伴有剧烈瘙痒感，严重影响睡眠。曾给予炉甘石洗剂外涂，口服氯雷他定糖浆，治疗效果不理想。为求进一步诊治，前来就诊。后背部、腹部、双脚背及前臂背侧可见散在红色斑丘疹，部分丘疹顶部可见水泡，瘙痒感明显，夜间瘙痒感明显。纳眠差，舌质红，舌苔薄黄，指纹紫不滞，大便质黏，臭味大，小便黄。

既往史：既往体健。

个人史及家族史：无家族遗传病史。

体格检查(中医四诊)：神志清，精神可，后背部、腹部、双脚背及前臂背侧可见散在红色斑丘疹，部分丘疹顶部可见水疱，舌质红，舌苔薄黄，指纹紫不滞。

辅助检查：未做检查。

中医诊断：瘾疹。

西医诊断：丘疹性荨麻疹。

诊疗经过如下。①辨证：风热犯表证。②治法：疏风和血，清热燥湿。③处方：a.推拿治疗，清补脾经500次，清胃经300次，清大肠300次，揉风池、外关、血海、膈俞各300次。每次30分钟，每天1次。b.中药外洗。药用荆芥、防风、紫草、蝉蜕、白蒺藜、白鲜皮、苦参、蛇床子、地肤子、土茯苓、苍术、黄柏，以上药物各等份，其中苦参2倍量。中药水煎外洗，先熏后洗，每天熏洗1～2次，每次30分钟。在治疗期间饮食保持清淡，避免食用易过敏食物，比如鱼虾等。

随诊：治疗1次后，患儿身上丘疹减少约30%，留有色素沉着，夜间仍有瘙痒感；治疗2次后，丘疹减少80%，留有色素沉着，夜间瘙痒感减轻；治疗3次后，丘疹已完全消退，仅留有色素沉着，瘙痒感消失，随访1年未复发。

按语

小儿丘疹性荨麻疹多是由于小儿脾常不足，气血化生不足，皮肤腠理开阖容易感受风邪；或者是常居潮湿环境，加上体内湿热壅盛，另受蚊虫叮咬，虫毒气血相搏；该病显现出风湿热毒蕴结的征象。以疏风活血，清热燥湿为治疗原则。结合体质情况采用清补脾经、清胃经，可以起到健脾助运，加强脾的运化水湿以及促进胃的消化功能；清大肠可以起到促进大肠运化，传化糟粕，促进体内湿热从大便排出；选用风池、外关可以起到祛风止痒的功效；血海、膈俞是根据“治风先治血，血行风自灭”的原则来祛风活血止痒。中药外洗用荆芥、防风、蝉蜕以祛风，紫草清热凉血解毒透疹，白蒺藜祛风止痒，白鲜皮、地肤子、蛇床子、土茯苓以清热利湿止痒，重用苦参以清热燥湿。小儿推拿联合中药外洗治疗小儿丘疹性荨麻疹临床效果较好。

第十一节 肌性斜颈

一、概述

斜颈俗称歪头，极个别病例为脊柱畸形引起的骨性斜颈、因视力障碍所致代偿姿势性斜颈和由颈部肌肉麻痹导致的神经性斜颈，多见的为肌性斜颈，又称先天性肌性斜颈，一般为一侧胸锁乳突肌纤维化，并挛缩而引起的颈部偏斜，临床可见病侧颈部有一肌性肿块，表现以头歪向患侧，颈前倾，颜面旋向健侧，颈部向患侧活动受限为特征，是儿科临床常见的一种畸形性病证。

中医学认为，本病多由外邪侵袭以致颈部经络不通，气血不荣，筋肉拘急；或由先天不足，气血亏虚，筋肉失养，久而局部筋肉挛缩废用所致。

本病若能早期发现，并给予恰当的治疗则多能痊愈。如在婴幼儿期未予合理治疗，随年龄增长畸形加重，其治疗效果随之降低，往往给患儿身心健康带来不良影响。

推拿治疗可舒筋缓急，活血行气，软坚消肿，对小儿肌性斜颈有很好的疗效，可以作为首选方法，一般多数病例能够完全恢复正常。若畸形明显，病程超过1年，应考虑手术矫正治疗。

二、病因病机

肌性斜颈的病机主要是患侧胸锁乳突肌发生纤维性变，而致肌肉挛缩。早期可见纤维细胞增生或肌纤维变性，最终全部变成结缔组织。其主要病因有以下几个方面。

（一）供血不足

胸锁乳突肌血供不充分，血循环只有一个血管分支自肌肉背部中间进入，血管痉挛会引起肌肉缺血性变化。胎位不正时，阻碍一侧胸锁乳突肌血运供给，引起该肌缺血性改变。临床上有30%～40%的病例为臀位产，有力地支持了这一学说。

(二)产伤

分娩时，患儿患侧胸锁乳突肌受产道或产钳挤压，受伤出血后血肿机化形成挛缩。

(三)宫内异常压力

胎儿在子宫内头部向一侧偏斜，或脐带绕颈，对颈部长期加压，影响颈部肌肉血液的供给，发生缺血性纤维病变，因此患儿出生时即使无产伤，或即使是剖宫产，亦有畸形。

(四)遗传因素

有关数据显示大约20%的患儿有家族史，该病具有一定的遗传倾向。

三、诊断

(一)诊断要点

(1)部分患儿有胎位不正、难产或产伤史。

(2)有肌性斜颈的典型临床特征。

(二)临床表现

1.肿块型肌性斜颈

头部向患侧倾斜，患侧胸锁乳突肌紧张、增粗、挛缩，并可触及肿块，颈部活动受限。其特点为患侧胸锁乳突肌可触及大小不一的肿块，轮廓清晰，质地软硬不同，其形状为卵圆形或整条肌肉呈条索状，形状不规则。患儿头部活动受限。

2.非肿块型肌性斜颈

头部向患侧倾斜，患侧胸锁乳突肌紧张、增粗、挛缩，颈部活动明显受限。其特点为患侧胸锁乳突肌挛缩紧张，无肿块，头部活动受限。

(三)辅助检查

早期局部体检患侧胸锁乳突肌有肿块，质硬，可活动，边界清楚，无红、热、痛，颈部活动受限，以后患侧胸锁乳突肌呈束状痉挛，颜面不对称，晚期有头面部畸形。X线检查显示颈椎未见骨骼改变。其他辅助检查无异常。

四、推拿治疗

(一)肿块型肌性斜颈

1.治法

该类型肌性斜颈以软坚散结、消肿为主,治疗在常规操作的基础上,重点以按揉、提拿肿块为主。

2.操作方法

患儿仰卧位,不用枕;医者坐于患儿头侧;以滑石粉等为介质。

(1)按揉弹拨法:用示、中、无名指三指按揉法沿胸锁乳突肌起点至止点(桥弓穴)来回揉动,然后轻柔弹拨胸锁乳突肌,重点弹拨胸锁乳突肌的起、止点和(或)肿块。按揉法与弹拨法交替使用,约 10 分钟,频率为 100～120 次/分。

(2)拿捏法:用拇指与示、中两指相对用力拿捏患侧胸锁乳突肌,重点拿捏肿块及挛缩部位。约 2 分钟,频率为 100～120 次/分,手法由轻及重,以患儿能承受为度。

(3)被动牵伸法:医者一手扶住患侧肩部,另一手扶住患儿头顶,缓缓地将患儿的头推向健侧,使患儿头部在额状面内做被动侧向运动;然后一手扶住患侧枕后部,另一手扶住健侧下颌部,使患儿头部控制在垂直轴上,向患侧做缓和的被动旋转运动,逐渐拉伸患侧胸锁乳突肌。手法要轻柔,各反复 20～30 次。

(4)按揉法:按揉患儿两侧颈项肌、斜方肌,约 2 分钟,配合轻拿肩井穴,结束操作。每天治疗 1 次,每次 15 分钟。

(二)非肿块型肌性斜颈

1.治法

该类型肌性斜颈以舒筋解挛,牵伸患肌为主。治疗在常规操作的基础上,着重按揉患侧胸锁乳突肌的起止点,加强被动牵伸患侧胸锁乳突肌,每次被动牵伸可持续 1～3 分钟。

2.操作方法

(1)准备手法:患儿取仰卧位,医者先在患儿患侧的胸锁乳突肌及斜方肌上涂抹少量的滑石粉,以免推拿时擦破皮肤,用示指、中指、无名指三指并拢紧推慢移轻揉胸锁乳突肌起止点、斜方肌及颜面 3～5 分钟,使肌肉松弛,为治疗做准备。

(2)按揉牵三法:患儿均取仰卧位。①按法:医者用拇指在患部施加垂直方向的挤压,着力点在患侧胸锁乳突肌突起处,力度由医者手感决定。②揉法:医者用患侧同侧手拇指罗纹面吸定患处做顺时针的旋揉,频率为 60 次/分。③牵法：医者双手捧住患儿头颈，一手拇指在患侧胸锁乳突肌突起处固定，双手用力使患儿头颈向健侧做弧形牵拉。

五、注意事项

(1)手法宜轻柔和缓，在患儿可承受范围之内，切忌用力过大。

(2)注意患儿颈部保暖。

(3)需要使用滑石粉等介质，可以避免皮肤损伤。

(4)切勿追求速度，疾病恢复需过程，避免因时间过长，对患儿形成恐惧心理。

(5)临床治愈标准不能以包块消失为依据，应该以患儿头部歪斜程度为标准，应加强对非肿块型肌性斜颈患儿的筛查及治疗。

(6)嘱咐家长经常在患侧胸锁乳突肌做被动牵拉伸展，在患儿睡眠或哺乳及怀抱婴儿时注意使头向健侧扭转，以助矫正畸形。

(7)家长平时可用轻快柔和的手法在患处按揉，提拿，以促使恢复。

(8)保守治疗效果较差或无效时应尽早考虑手术。

(9)本病与小儿先天性髋关节半脱位(或发育不良)有一定相关性，注意筛查。

医案赏析

基本信息：患者，颜某，男，1 岁 3 个月。

主诉：患儿头向右侧偏 1 年余。

现病史：患儿顺产，出生时即歪头，家长未予重视，两个月大时行颈部超声检查(2020 年 6 月 10 日)显示左侧胸锁乳突肌厚约 7.7 mm，边界清，内回声均质；右侧胸锁乳突肌厚约 7.2 mm，边界清，内回声均质，提示左侧胸锁乳突肌较对侧增厚。后于某诊所进行推拿治疗，患儿家长描述医者在治疗时仅针对患侧进行操作，推拿范围局限。治疗半年后再行颈部超声检查(2020 年 12 月 9 日)，结果显示左侧胸锁乳突肌厚约 7.1 mm，右侧胸锁乳突肌厚约 7.1 mm，提示双侧胸锁乳突肌未见明显异常；但患儿头向右侧偏未见明显好转，两侧肩胛骨不等高，颜面不对称的情况更加明显。为求进一步治疗，特来我科就诊。

刻下症：右侧脸颊、眼睛较左侧小，右侧眉毛较左侧低，嘴角向左㖞斜，颈纹不对称，被动向左右转头时活动受限，向右转头时活动受限较左侧明显，右侧肩胛骨高于左侧，胸锁乳突肌未触及包块，纳食可，二便调，舌淡红，苔薄白，指纹淡紫。

既往史：既往体健。

个人史及家族史：无家族遗传病史。

体格检查(中医四诊):神志清,精神可,面色红润,右侧脸颊、眼睛较左侧小,右侧眉毛较左侧低,嘴角向左㖞斜,颈纹不对称,被动向左右转头时活动受限,向右转头时活动受限较向左侧明显,右侧肩胛骨高于左侧,胸锁乳突肌未触及包块,舌淡红,苔薄白,指纹淡紫。

辅助检查:2021 年 7 月 1 日于本院检查颈部超声显示双侧胸锁乳突肌对比扫查右侧粗约 6.2 mm,左侧粗约 5.9 mm,纤维纹理清晰。双侧斜方肌对比扫查:颈椎旁右侧粗约 3.1 mm,左侧粗约 2.9 mm,纤维纹理清晰。

中医诊断:伤筋。

西医诊断:先天性肌性斜颈。

诊疗经过如下。①辨证:气滞血瘀证。②治法:理气活血通络,理筋正骨。③推拿处方:患儿取坐位,暴露颈部,以滑石粉为介质,术者坐于患儿面前操作。a.用推抹的手法从上至下放松双侧颈阔肌、胸锁乳突肌、斜方肌、斜角肌,时间 1～2 分钟。b.用拇指按揉患侧天牖、天窗、天容、人迎、扶突、乳突、颈夹脊等穴位,时间 2～3 分钟。c.用示指、中指、拇指相对用力捻揉患侧胸锁乳突肌 1～2 分钟,重点捻揉胸锁乳突肌的起止点。d.轻轻推揉后背双侧肩胛,按揉双侧第 1～7 胸椎夹脊穴、天宗等穴位。e.用拇指向上推抹右侧眉毛 1 分钟,向外推抹右侧脸颊约 1 分钟。f.一手按扶住其患侧肩膀,一手扶住其头部向健侧做侧向伸展,对侧操作相同,反复操作 3～5 次;保持上述姿势不变,让患儿稍低头,医者扶住其头部向左下、右下方向拉伸,反复操作 3～5 次。g.最后家长双腿夹持患儿双下肢,医者双手托住患儿下颌部轻轻向上端提颈部 3～5 次。上述方法隔天治疗 1 次,1 个月为 1 个疗程。嘱家长在家时要坚持向上推揉右侧眉毛,向外推揉右侧脸颊,注意姿势矫正,每天可轻柔地拉伸患侧颈部数次。

随诊。①2021 年 9 月 2 日:治疗 2 个疗程后,患儿头向右侧歪情况好转,颈部活动度较前改善,肩部持平,颜面部不对称未见明显改善。继续予以推拿治疗。推拿处方:向上推抹右侧眉毛约 2 分钟,向外推抹右侧脸颊约 2 分钟,其余治疗不变。②2021 年 11 月 4 日:治疗 4 个疗程后,患儿头基本呈中立位,偶有头向右侧偏,颈部活动度恢复正常,左右脸颊大小基本相同,左右眼睛大小不对称。继续上述治疗。③2022 年 1 月 10 日:治疗 6 个疗程后,患儿头呈中立位,颜面大小、左右眼睛大小及眉毛高度基本对称,颈部活动度明显好转,两侧肩胛骨等高,肩部持平。嘱家长在家坚持姿势矫正,2 个月后复诊。④2022 年 3 月 23 日:患儿头呈中立位,颈部活动度正常,两侧肩胛等高,肩部持平,颜面部基本对称。颈部超声:双侧胸锁乳突肌对比扫查,右侧粗约 6.2 mm,左侧粗约 6.3 mm,纤维纹理清晰；双侧斜方肌对比扫查，颈椎旁右侧粗约 2.9 mm，左侧粗约 2.9 mm，纤维纹理清晰。

按语

本案患儿 2 个月时左侧胸锁乳突肌粗，6 个月后检查双侧胸锁乳突肌等粗，前来就诊时右侧胸锁乳突肌和颈椎旁斜方肌均较左侧粗，说明患儿病情一直在变化发展，患儿患侧颈部肌肉发育速度逐渐超过健侧，且呈短缩状态，结合患儿其他临床表现，在治疗上注重理气活血通络、理筋正骨。首先用推抹手法放松颈部肌肉，不仅可以让颈部肌肉得到由表及里、由上到下的放松，还可以起到安抚患儿的作用。《厘正按摩要术 · 揉法》曰："揉以和之……可以和气血，可以活筋络"。人迎、扶突等穴位于胸锁乳突肌前后缘附近，乳突、颈夹脊是头项部众多肌肉的附着部位，按揉患侧腧穴可以疏通局部经络气血，使挛缩的肌肉得到舒展松弛。长时间的挛缩会造成肌肉的部分纤维化，弹性下降，甚至会压迫附近的血管、神经，捻揉胸锁乳突肌可以改善肌肉纤维化的状态，恢复肌肉弹性，改善血液循环，为患侧肌肉、神经输送充足的营养物质。推揉双侧肩胛部位可以调整患儿体态，达到理筋整复的作用，改善因斜颈代偿造成的双侧肩胛不等高。本病病位虽在颈部经筋肌肉，但影响范围不仅局限于颈部，对胸背部、颜面部也有不同程度的影响，因此治疗时要注重整体观念，做到因人因病制宜。本案患儿已经明显影响到颜面部，因此治疗时要注意矫正患儿颜面的不对称，向上推抹眉毛以改善双侧眉毛不等高及眼睛大小不等的问题，向外推抹脸颊以改善右脸颊较小的情况。侧向伸展和向上端提可帮助患儿进行颈部被动运动，提高挛缩组织的肌肉张力，提高肌肉运动功能，改善颈部活动度。该病病因复杂，临床症状多变，在治疗本病时要注重整体观念，对首诊的患儿要进行详细的问诊和体格检查，以全面掌握患儿情况；其次要辨证论治，依据患儿不同的身体情况进行调治。推拿通过机械力作用于患儿皮肤表层，使皮下深部组织受到作用力相互挤压，同时使局部组织发热、温度升高、毛细血管通透性增加，加快局部组织液的良性循环，促进新陈代谢及损伤软组织的修复，通过牵拉手法拉长肌纤维，改善其挛缩状态，达到骨正筋柔、气血以流的效果。

第十二节 高 血 压

一、概述

高血压是指迄今原因尚未完全阐明的以动脉收缩压和(或)舒张压升高,常伴有心、脑、肾和视网膜等脏器功能性或器质性改变为特征的全身性疾病。目前我国高血压防治指南(2024 版)定义高血压标准,即在未使用降压药物的情况下,诊室血压≥18.7/12.0 kPa(140/90 mmHg);或家庭血压≥18.0/11.3 kPa(135/85 mmHg);或 24 小时动态血压≥17.3/10.7 kPa(130/80 mmHg),白天血压≥18.0/11.3 kPa(135/85 mmHg),夜间血压≥16.0/9.3 kPa(120/70 mmHg)。

根据高血压的发病特点及临床表现,也可归属于中医"眩晕""头痛""风眩头风"等范畴。以风、火、痰、瘀、虚为基本病理因素,其病位在清窍,但与肝、脾、肾三脏功能失调相关。它不同于中医的"中风"病,但任其发展可成为"中风"的重要病因和先兆。有鉴于此,明确高血压的中西医双重诊断和治疗,不仅有助于有效控制血压,逆转危险因素,还能保护靶器官损害,提高患者的远期生存率。

二、病因病机

(一)病因

1.先天禀赋差异

人之禀赋来源于先天,肾为先天之本,藏精、主骨、生髓,脑为髓海,受肾精滋养,而肾之精气强弱秉承于父母,高血压的发病有着明显的家族聚集现象,说明其与人体的先天禀赋密切相关,这与现代医学高血压发病机制中的遗传因素不谋而合。现代著名中医专家某教授认为"风眩"的病因:"一者男之天癸内育此病之根,二者女子天癸内孕此病之基,两者居一即为先天成病之源。"指出了此证的发生与遗传有关。肾之不足,有阴虚阳虚之别,阳虚体质之人,机体阳气亏虚,脏腑功能减退,脾胃运化功能降低或失调,容易导致痰饮湿浊内生,痰湿蕴久不化,则易生热化火,阻于脉络,蒙蔽清窍而致血压升高。阴虚体质之人,体内阴液亏虚,精血津液不足,易致阴不制阳,肝阳偏亢,日久则化热生火而上扰清窍,引起血压升高。

2.外感六淫邪气

风、寒、暑、湿、燥、火为自然界之六气,其太过或不及皆可致病,而为六淫。

气候变化与血压的关系非常密切。

风为阳邪，其性开泄、善行数变、主动，具有升发、向上向外的特点，风邪伤人，常侵犯人体的上部和肌表，且具有动摇不定的特点，常表现为眩晕、震颤等；寒为阴邪，其性凝滞、收引，寒邪侵袭机体，易使气血凝结阻滞，运行不畅，其收引之性易致经脉拘挛，而引起血压升高；暑为阳邪，为夏季火热之气所化，其性炎热、升散，暑热之气上扰清窍，亦可引起血压升高；湿为阴邪，其性黏滞、重浊，易阻气机，使气机升降失常，清阳不升，浊阴不降，也为造成血压升高的原因之一；燥邪致病，最易耗伤人体津液，造成阴津亏虚；火热为阳邪，其性上炎炽热，易迫津外泄，消灼阴液。二者亦可致清窍失于濡养，而出现眩晕等证。现代医学亦认为，气候的异常变化是诱发血压升高的一个原因。可见，六淫邪气，人体受之，皆可引起血压变化，当然它只能是周围环境变化的外在因素，而非血压升高的根本内因。

3.情志失调

中医学将情志归纳为七情，即喜、怒、忧、思、悲、恐、惊等 7 种情志变化。《素问·天元纪大论》云："人有五脏化五气，以生喜怒忧思恐。"七情分别为五脏所主，若长期情志过极或不遂，皆可致五脏损伤，如《素问·阴阳应象大论》中所言"怒伤肝""喜伤心""思伤脾""忧伤肺""恐伤肾"。而脏气内伤，生涎结饮，随气上逆，易发眩晕，如宋代陈言在《三因极一病证方论·卷之七·眩晕证治》中曰："喜怒忧思，致脏气不行，郁而生涎，涎结为饮，随气上厥，伏留阳经，亦令人眩晕呕吐，眉目疼痛，眼不得开。"可见，长期而持久的情志刺激，可使人体代谢功能紊乱，脏腑阴阳平衡失调，从高血压的发病来说，情志所伤以肝为主，肝喜条达而恶抑郁，主升主动，在志为怒。长期精神紧张、过度恼怒，可使肝失疏泄条达，或致肝气郁结，郁久化火，肝火上扰清窍；或致肝郁化火，耗损肝阴，阴不敛阳，肝阳偏亢或致肝气横逆，伐脾土，脾胃受损，水谷不运，痰湿内生，肝火夹痰夹风上扰清窍，皆可致血压升高。而忧思伤脾，致心脾阴血暗耗，造成阴血亏虚，清窍失养，亦可致血虚肝旺之高血压。

现代医学研究表明，交感神经活性亢进在高血压发病过程中有重要作用，长期精神紧张、焦虑、抑郁、烦躁等可使大脑皮质下神经中枢功能紊乱，交感神经兴奋，儿茶酚胺释放增多，从而引起小动脉和静脉收缩，导致血压升高。

4.饮食不节

饮食不节造成血压升高，主要与嗜食肥甘、恣进烟酒、摄盐过量有关。脾胃居于中焦，主输布受纳，为"后天之本"，《素问·经脉别论》云："食气入胃，浊气归心，淫精于脉。”肥甘厚味多为高蛋白、高脂肪食物，烟草为有毒、苦辛气热之品，而酒乃升散之剂。长期嗜食肥甘、饮酒无度皆可损伤脾胃，致脾胃运化失健，升降枢机失常，不能化生水谷精微，反生痰湿之邪。湿浊日久化热，痰湿阻塞经络，使清阳不升，浊阴不降，气机升降失常，清窍失养，或致痰热上蒙清窍；而长期吸烟，则易损害肺、心、肝，导致阴气耗伤，肺失治节，百脉不朝，心之气血暗耗，肝失疏泄，致阳亢风动，或化火上炎，从而诱发高血压。此外，摄盐过量也是导致血压升高的重要原因。因盐为咸苦而涩之品，苦入心，咸走血入肾，长期过食咸盐，损害心、肾，殃及血脉，且苦易化燥，耗伤阴血，造成肾阴亏虚，肝失所养，肝阳上亢，引起高血压的发生。

现代医学认为，高脂饮食导致血脂升高，而高脂血症、长期吸烟、超重和肥胖已被证实为动脉粥样硬化、高血压的危险因素；水、钠代谢紊乱是高血压的重要发病机制之一，水、钠潴留可致外周阻力增高而使血压升高，这些皆与中医所认为的“饮食不节，脾胃受损，水津布化失职”相合。

5.劳逸过度

过劳与过逸皆可导致脏腑阴阳失调，气血功能紊乱。过劳者，久病、劳累、房事不节皆可伤及人体正气，久病脏气亏虚，阴血暗耗，劳动过度易伤脾气，聚湿生痰，上扰清窍，房劳损伤肾精，从而导致肝肾阴虚，肝阳上亢，引起血压增高；过逸者，缺乏运动和锻炼，可致人体气血运行不畅，脾胃功能受损，痰瘀湿浊内生，郁而化火，痰火上扰，从而导致血压升高。

6.年老体衰

《黄帝内经》云：“年四十而阴气自半也，起居衰也。”年老体虚者，肾精亏损，肝阴不足，致阴不敛阳，肝阳偏亢，虚风内动；或阴虚及阳，肾阳为阳气之根，虚则温煦失职，气化无责，津液失布，致水邪上凌心肺；或肾阳虚损及脾阳，致脾之运化失职，湿痰内生，脾肾同病，清窍失养或被浊邪侵扰，皆可发为高血压。《灵枢·海论》曰：“髓海不足，则脑转耳鸣，胫酸眩冒。”现代医学研究亦表明，随年龄增长，高血压的发病率增高。

(二)病机

1.风

“风”有“外风”和“内风”之分，与高血压发病密切相关的风以内风为主。内风的形成与肝肾二脏有关，肝为风木之脏，肾为先天之本。一则阳盛体质之人，阴阳失于平衡，阴亏于下，阳亢于上；二则情志所伤，长期精神紧张、焦虑不安，耗伤肝肾之阴，以致阴虚阳亢，亢而化风，上扰头目；三则中老年人，肾气渐衰，肾阴亏虚，不能濡养肝脏，水不涵木，肝阳上亢而化风。如《类证治裁·眩晕》所言："良由肝胆乃风木之脏，相火内寄，其性主动主升，或由身心过动，或由情志郁勃，或由地气上腾，或由冬藏不密，或由高年肾液已衰，水不涵木，或由病后精神未复，阴不吸阳，以致目昏耳鸣，震眩不定。"

2.火

"火"有"虚火"和"实火"之分，实火者，又有"肝火"和"痰火"之分，或因情志不遂，肝郁化火，肝火上炎，上达头目；或因嗜食肥甘，生湿成痰，痰阻气机，郁而化火，痰随火动，上蒙清窍；或因禀赋不足、劳倦过度、年老肾衰、久病失养等，导致肾阴不足、虚火上越，从而造成血压升高。

3.痰

"痰"有"有形之痰"与"无形之痰"的区别。与高血压发病密切相关的多为无形之痰。痰的产生与肺、脾、肾三脏密切相关。或因感受外邪、长期嗜烟，致肺气不足，宣降失司，水津不得通调输布，而聚湿成痰；或因过食肥甘厚味、忧思、劳倦，致损伤脾胃，脾虚健运失职，水湿内停，积聚成痰；或因久病、房劳，致肾气不足，肾虚不能化气行水，水化为痰；或因肝气郁结，气郁湿滞，痰浊内生，皆可致痰阻经络，气血运行不畅；或痰郁化火上蒙清窍；或痰夹风火之邪，上扰清窍，皆可导致高血压的发生。

4.气

气有气滞、气逆之别，气滞者，或因情志不疏，肝气郁结，气机不畅，或因气血不足，运行不畅，而致气滞不行，经脉受阻；气逆者，或因情志内伤，或因饮食寒温不适，或因外邪侵犯，或因痰浊壅阻，或因气虚而引发脏腑之气上逆。气郁则血瘀，气逆则血逆。血随气逆，夹痰夹火，横窜经络，扰动心神，阻蔽清窍，则导致高血压及其并发症的发生。

5.虚

虚者，有气虚、血虚、阴虚、阳虚之分。气血亏虚者，或因先天禀赋不足，年迈体弱，脾胃虚弱，水谷运化失司，气血之源匮乏；或因久病不愈，耗伤血气；或因思虑太过、劳逸过度、饮食不节，损伤脾胃；或因失血之后，气随血耗。气虚则清阳不升；血虚则不能上奉于脑。正如《景岳全书·眩晕》所云："病原之由有气虚者，乃清气不能上升，或汗多亡阳而致，当升阳补气；有血虚者，乃因亡血过多，阳无所附而然，当益阴补血，此皆不足之证也。"阴阳不足者，或因先天不足，阴精不充；或因房事不节、过劳而伤骨损髓；或因年老肾气亏虚；或因久病阴损及阳。肾阴为人体阴液之根本，阴虚则不能敛阳，致阳亢无制，肾阳乃一身阳气之根，阳虚则温煦不能，致水饮上凌，从而导致高血压的发生。

6.瘀

“瘀”是一种病理产物，也是一种致病因素。高血压与血瘀有密切关系。或因先天禀赋异常，脏腑气血偏盛偏衰，影响血脉及气血的运行，致气血运行失常及血脉异常；或因精神紧张，肝气郁结或肝火亢盛，影响血脉，留而成瘀；或因形体肥胖，久坐久卧，嗜食肥甘厚味，脾失健运，聚湿生痰，痰必致瘀；或因气滞、气虚不能推动血液的正常运行，或因寒邪客于血脉，血寒则凝滞，滞而不畅即成瘀；或因年老体衰，阳气虚损，鼓动无力，气血生化不足，血少不充，脉道凝涩，而发血瘀；或因肝肾阴虚，精血化源涸竭，血行瘀阻，阴伤易生虚热，虚热灼津，皆可致血瘀。高血压病初在经，久病入血，气血瘀阻，或阻于心脏，或阻于脑络，或阻于肾脉。

总之，高血压的发病以先天禀赋、外感六淫、情志失调、饮食不节、劳倦内伤为因，多为本虚标实之证，虚者，气血阴阳之虚为本；实者，风、痰、瘀、气、火之实为标。病变涉及五脏，但主要与肝、脾、肾密切相关。

三、诊断

（一）诊断要点

本病以头目眩晕、头痛头昏、颈项板紧、疲劳、心悸、耳鸣、健忘、失眠等为特征，呈轻度持续性，多数可自行缓解，但紧张或劳累后可加重。后期可出现心、脑、肾等多脏器损害的症状。

（二）临床表现

1.症状

大多数高血压患者起病缓慢，缺乏特殊临床表现。其常见症状有头晕、头痛、颈项板紧、疲劳、心悸等，也可出现视力模糊、鼻出血等较重症状，典型的高血压头痛在血压下降后即可消失。高血压患者还可以出现受累器官的症状，如胸闷、气短、心绞痛、多尿等。但要注意区分降压过度、降压药不良反应、直立性低血压等相似症状。

2.体征

该病的临床体征一般较少。周围血管搏动、血管杂音、心脏杂音等是重点检查项目。常见且应重视的部位是颈部、背部两侧脊角、上腹部脐两侧、腰部肋脊处血管杂音。心脏听诊可闻主动脉区第二心音亢进、轻微收缩期杂音或偶有收缩早期喀喇音。

(三)辅助检查

1.推荐项目

24小时动态血压监测、超声心动图、颈动脉超声、餐后2小时血糖(当空腹血糖≥6.1mmol/L时测定)、血同型半胱氨酸、尿清蛋白定量(糖尿病患者必查项目)、尿蛋白定量(用于尿常规检查蛋白阳性者)、眼底检查、胸部X线检查、脉搏波传导速度测定及踝臂血压指数等。

2.基本项目

血生化(钾、空腹血糖、血脂、尿酸和肌酐)、血常规、尿常规及心电图等。

3.选择项目

血浆肾素活性、血和尿醛固酮、血和尿皮质醇、血游离甲氧基肾上腺素及甲氧基去甲肾上腺素、血和尿儿茶酚胺、动脉造影、肾和肾上腺超声、CT检查、MRI检查、睡眠呼吸监测等。此外,对有合并症的高血压患者,进行相应的脑功能检查、心功能检查和肾功能检查。

四、推拿治疗

(一)治疗原则

该病的治疗原则为平肝熄风、宁神降压。

(二)常用穴位

该病的常用穴位有百会、桥弓、印堂、神庭、太阳、风池等。

(三)基本操作

推拿时患者取坐位。

(1)一指禅偏峰推印堂穴→神庭穴,前额正中→左右太阳穴,来回往返3遍。

(2)一指禅偏峰推眼眶,顺眉毛呈“∞”形方向推动,往返3遍。

(3)大鱼际揉前额→左右太阳穴,来回往返3遍。

(4)一指禅推百会穴,1～3分钟。

(5)屈指推风府穴→大椎穴,往返3～5遍。

(6)屈指推或一指禅推揉风池穴→肩井穴,往返3～5遍。

(7)大拇指按揉颈椎两侧,由上而下缓慢进行,重复往返3～5遍。

(8)五指抓头顶,拿风池穴以及颈椎两侧3～5遍。

(9)推桥弓穴,由上而下,左右各30～50次。

(10)抹前额眼眶及迎香、人中、承浆。

(11)头部之两颞侧施予扫散法,左右各30～50次。

(12)头部施于合法。

(四)辨证加减

(1)面红目赤,口苦,肝火偏盛者,在原法的基础上加以下内容:①一指禅推或屈指推肝俞、胆俞、膈俞、章门、期门诸穴;②指按揉太冲、行间穴,以泻肝火。

(2)眩晕,目胀,前额空痛,肝肾阴虚者,在原法的基础上加以下内容:①一指禅推百会穴;②一指禅推气海、关元穴;③指按揉肾俞、腰眼、命门、腰阳关、三阴交诸穴;④小鱼际直擦足底涌泉穴,使之温热。以育阴潜阳,滋补肝肾。

(3)手足心热者加指按揉涌泉、太冲、行间穴,以清泻肝火。

(4)心悸者加指按揉心俞、厥阴俞、膈俞、血海、内关诸穴、以养心安神。

(5)神疲乏力,心悸气短气虚者,在原法的基础上加以下内容:①一指禅推膻中、中府、云门、气海、关元诸穴;②指按揉肺俞、膈俞穴;③擦法施于前胸以及两肋胁。

(6)脘闷少食者,在原法基础上加以下内容:①一指禅推中脘、气海穴;②大鱼际揉胃脘部;③一指禅推或屈指推脾俞、胃俞穴;④指按揉足三里穴,以健运脾胃。

(7)便秘、纳呆者,在原法基础上加以下内容:①一指禅推中脘、神阙、天枢、大横诸穴;②掌摩腹部,以通便。

(8)眼花目糊者,在原法基础上加以下内容:①一指禅偏峰推眼眶,重点推睛明、攒竹、鱼腰、丝竹空、瞳子髎、四白诸穴;②二指拿风池穴以及颈项部。

五、注意事项

(1)推拿疗法适用于缓进型的轻度和中度高血压患者,其降压疗效令人满意,且无药物的不良反应。

(2)高血压患者应保持性格开朗、乐观,避免过度紧张和劳累,保证足够的睡眠时间;应在医师的指导下进行适当的体育锻炼,防止体重超重和肥胖;戒烟酒;低脂、低盐、清淡饮食。

医案赏析

基本信息:患者,郭某,男,45岁。

主诉:头痛1个月余。

现病史:患者1个月前因情绪激动突发右侧头部阵发性胀痛。既往有高血压病病史 1 年，平素服硝苯地平缓释片（每天 2 次，每次 20 mg）、酒石酸美托洛尔片（每天 2 次，每次 25 mg），药物控制疗效不佳，血压最高 22.0/14.0 kPa（165/105 mmHg）。

刻下症：纳可，眠差，舌红，苔薄黄，脉弦数。

既往史：高血压病病史 1 年。

个人史及家族史：无烟酒史，有高血压家族史。

体格检查（中医四诊）：颈部肌紧张，C_3处有压痛，可触及条索状物。神志清，精神可，面色红润，舌红，苔薄黄，脉弦数。

辅助检查：未行检查。

中医诊断：头痛。

西医诊断：高血压病。

诊疗经过如下。①辨证：肝阳头痛证。②治法：活血祛风，平肝降逆。③处方：针刺主穴取风府、C_3颈夹脊穴，以及双侧风池、完骨、天柱、人迎、肩井。配穴：百会及双侧合谷、曲池、内关、足三里、三阴交、太冲、太溪。此外，给予颈椎牵引后，予以坐位颈椎定位旋转扳法。每天 1 次，6 天为 1 个疗程。

随诊：治疗 1 个疗程后血压控制为 18.7/12.0 kPa（140/90 mmHg），患者自述头痛症状明显减轻。治疗 2 个疗程后血压稳定为 14.5/11.3 kPa（109/85 mmHg），患者自述头痛症状消失。

按语

现代医学将血液在血管中流动时对血管壁造成的压力值持续高于正常的现象归为高血压病，故治疗主要从调整日常生活方式和服用降压药物两方面出发，舒张血管，降低血管壁压力。中医将高血压病归属“眩晕”“头痛”范畴，并将病理因素归纳为风、火、痰、瘀、虚五端，患者怒则气上，化火生风，上扰清窍。风府、风池、完骨、天柱、人迎、肩井为颈项部腧穴，其中风府、风池、完骨、天柱属于项七针，研究发现项七针可间接刺激血压调节中枢，抑制交感神经兴奋性，从而降低血压，延缓血管硬化进程。人迎为天牖五部，针刺人迎可通过调节气血来调节血压。肩井为足少阳胆经、阳维脉之交会穴，针刺肩井可同时疏调足少阳胆经、阳维脉的气血。曲池“主逆气而泄”，与合谷相配可调节气血，平衡阴阳，内关能安神定志。太冲为足厥阴肝经原穴，《血证论》云：“肝属木，木气冲和条达，不致遏郁，则血脉通畅。”太冲与太溪相配以补肝肾。三阴交为足三阴经交会穴，滋阴潜阳，与足三里相配以调整阴阳。

第十三节 耳 鸣

一、概述

耳鸣指的是自觉耳内鸣响，如闻潮声，或细或暴，妨碍听觉的疾病；常见于西医的流行性感冒、内耳性眩晕、高血压病、贫血及药物中毒。

《灵枢经·海论》提出髓海不足是耳鸣的主要原因："脑为髓之海，其输上在百会，下在风府。髓海不足，则脑转耳鸣。审守其输，调其虚实。"唐·王焘的《外台秘要》认为"肾气通于耳，足少阴肾之经，宗脉之所聚，劳动经血，而血气不足，宗脉则虚，风邪乘阳明苦耳阳"。明·王纶的《名医杂著》则认为痰火上攻，郁结于耳是其重要病机："耳或鸣甚如蝉，或左或右，或时闭塞，世人多作肾虚治而不效，殊不知此是痰火上升，郁于耳中而为鸣，郁甚则壅闭矣。若遇此证，但审其平昔饮酒浓味，上焦素有痰火，只作清痰降火治之。"

二、病因病机

本病的病因有外邪侵袭、饮食不节、长期情志刺激、素体亏虚。

(1)外感六淫之邪侵入人体，以风热病邪首当其冲，外邪闭阻清窍而发病。

(2)过食辛辣香燥，肥甘厚味之品，嗜酒无度，损伤脾胃，脾失健运，水湿不化，聚而为痰，痰浊阻滞清窍而发病。

(3)长期情志刺激，导致肝失疏泄调达，郁而化火，或因暴怒伤肝，肝郁化火，肝胆实火循经上扰，或因肾精亏耗，相火妄动，循经上扰而发病。

(4)素体亏虚，病后失调，脾肾受损。脾气虚弱，运化无权，气血生化不足，或脾阳受损，清阳不升，脉络空虚，耳窍失于充养，或肾精亏损，髓海不足，亦可发病。

本病病位在肾，与肝、脾关系密切，病理性质有虚实之分。

三、诊断

(一)诊断要点

1.病史

暴鸣者多有外感病史，病程短；久鸣者则往往有劳欲过度、脾肾虚损等病史，病程较长。

2.临床特征

自觉耳内鸣响，或如蝉鸣，或如潮声。

3.伴随症状

暴鸣者多兼有外感症状，久鸣者往往伴有全身虚弱症状。

(二)临床表现

1.实证

耳鸣、耳聋多于情绪变化后加重，烦躁易怒或伴头身重痛、眩晕，胸闷痰多，口苦咽干，舌暗红，苔黄，脉弦数，或浮数，或滑数。

2.虚证

耳鸣、耳聋于劳累后加重，头晕目眩，伴腰膝酸软，遗精盗汗，口干口渴，舌红，苔薄，脉细数；或伴纳呆，气短，神疲，面色㿠白，舌淡，苔薄，脉沉弱无力。

(三)辅助检查

(1)CT/MRI 检查：排查内耳、听神经或中枢神经系统病变。

(2)血管成像：检查血管异常。

(3)频率和响度匹配：确定耳鸣的频率和响度。

(4)掩蔽测试：评估耳鸣患者对掩蔽声的反应。

(5)前庭功能检查：如伴有眩晕，评估前庭系统功能。

四、推拿治疗

(一)实证推拿处方

(1)治法：疏风清热，化痰降火。

(2)手法：该病常用手法有一指禅推、揉、按、鸣天鼓、抹、擦等。

(3)选穴：本病选穴有耳门、听宫、听会、风池、翳风、风府、大椎、华佗夹脊、曲池、合谷等。

(4)操作方法。①推拿头面：患者仰卧位，医者坐在患者头端。以示、中指揉颈项两侧华佗夹脊、风池、风府穴约 5 分钟；以大拇指或鱼际自患者额中经攒竹过眉弓抹至太阳，往返 5 次；以一指禅推耳门、听宫、听会，指按翳风穴各 1 分钟；以鸣天鼓手法击打耳背 3 次。②指按腧穴：患者坐位，医者坐在患者身侧。指按曲池、合谷穴 1 分钟。③推拿颈项：患者坐位，医者站在患者身后。一指禅推风池、风府、华佗夹脊穴等，以小鱼际擦大椎 5～7 遍，手法要求以局部潮红、微汗为度。④辨证施治：a.肝火上扰者，加揉肝俞、太冲，拿太溪、昆仑。b.痰火壅塞者，加揉大杼、肺俞，弹拨丰隆。

（二）虚证推拿处方

（1）治法：该病的治法为补肾益精，益气升清。

（2）手法：该病常用手法有一指禅推、揉、摩、振、鸣天鼓、抹等。

（3）选穴：本病常选用翳风、听宫、听会、风池、耳门、风府、华佗夹脊、神阙、关元、气海、上脘、中脘、下脘等穴位。

（4）操作方法。①推拿头面：操作同实证。②腹部推拿：患者仰卧位，医者站在患者身侧。以神阙为中心，单掌施以摩腹法，自内向外、自右向左逐渐扩大至上中下脘及气海、关元等穴，往复5～10遍；以指振法施于关元穴、气海穴各半分钟，以温热透入少腹为佳。③辨证施治：a.脾胃虚弱者，加指揉足三里，弹拨足三里、阴陵泉。b.肝肾亏虚者，加揉阴陵泉、三阴交、涌泉，以小鱼际擦肝俞至肾俞。

五、注意事项

（1）推拿对于慢性病引起的耳鸣或神经性耳鸣有效。

（2）若先天性耳聋或耳内有器质性病变者，则效果不佳。

（3）耳鸣患者日常要避免噪声刺激，注意精神调摄，勿劳累过度。

医案赏析

基本信息：患者，王某，男，43岁。

主诉：耳鸣3天。

现病史：患者3天前因生气突发左侧耳鸣，耳中嗡嗡作响。

刻下症：耳鸣，口苦，纳可，眠差，舌红，苔黄腻，脉弦数。

既往史：既往体健。

个人史及家族史：无烟酒史，无家族遗传病史。

体格检查（中医四诊）：耳部无压痛，颈项部肌肉紧张、压痛，C_3～C_4可触及条索状物。神志清，精神可，面色红润，舌红，苔黄腻，脉弦数。

辅助检查：颅脑CT检查未发现颅内病变。

中医诊断：耳鸣。

西医诊断：神经性耳鸣。

诊疗经过如下。①辨证：肝胆火盛证。②治法：疏风泻火，通络开窍。③方药：针刺主穴取风府、C_3颈夹脊穴，以及双侧风池、天柱、完骨、翳风、大杼。配穴：百会、左侧听宫，以及双侧合谷、太冲、太溪。此外，给予坐位颈椎定位旋转扳法。

每天1次。

随诊：治疗3天后，患者耳鸣减轻。继上述治疗方法治疗4天后，患者耳鸣消失。

按语

目前，耳鸣的发病机制尚不明确，主要与耳部结构改变和神经、血管病变有关。《灵枢·经脉》云："胆足少阳之脉……其支者，从耳后入耳中，出走耳前"。足厥阴肝经与足少阳胆经相表里，情绪激动致肝胆之火循经上炎，耳络受损，发为耳鸣。手少阳三焦经、足少阳胆经皆循行过颈项部入耳中，颈项部经气闭阻时则影响入耳经脉气血流行，发为耳鸣，故取手少阳经翳风、足少阳经风池和完骨。天柱属足太阳膀胱经，可解表通窍。《灵枢·海论》言："髓海不足，则脑转耳鸣。"肾主骨生髓，故取足少阴肾经原穴太溪及骨会大杼益精填髓。百会、风府、翳风、听宫、完骨为耳周近部取穴，针刺耳周穴位可通过刺激耳部肌肉，舒张耳部血管，增强内耳毛细血管通透性，改善局部缺氧状态。《针灸穴名解》记载："合谷、太冲各二穴，名为四关，以其能大开通也。"合谷、太冲开四关以调畅肝气。

第十四节　颈　椎　病

一、概述

颈椎病是指由于颈椎及其之间的关节、关节囊、韧带、椎间盘发生退行性改变，出现颈椎失稳，产生骨质增生、韧带与关节囊肥厚或钙化等病理变化，刺激或压迫了颈部神经根、椎动脉、脊髓、交感神经，从而产生一系列症状，又称颈椎退行性骨关节病、颈椎综合征。

中医关于颈椎病临床表现的论述散见于"痹病""痿病""头痛""眩晕"和颈肩痛等疾病中。如《灵枢·经筋》说"手太阳之筋……其病小指支肘内锐骨后廉痛，循臂阴入腋下，腋下痛，腋后廉痛，绕肩胛引颈而痛，应耳中鸣痛引颔，目瞑，良久乃得视，颈筋急，则为筋疾颈肿"，阐述了中医经络学说中经筋与颈部症状的关系。《医宗金鉴·正骨心法要旨》说"一曰仆伤，面仰头不能垂，或筋长骨错，或筋聚，或筋强骨随头低"，记载了颈椎受伤后的症状。《证治准绳·杂病》中记载

“按:人多有挫闪,及久坐失枕,而致项强不可转移者,皆由肾虚不能生肝,肝虚无以养筋,故机关不利,宜六味地黄丸常服”则分析了其病因病机及治疗方案。手法治疗颈椎病的古代文献并不多见,《金疮跌打接骨药性秘书》首次介绍了颈椎斜扳法的应用“失枕有卧而失者,有一时之误而失者,使其低处坐定,一手扳其头,一手扳其下颈,伸之直也”,而《捏骨秘法》中的手法则是脊柱微调手法的源头:“凡脖错捩(跌伤)俱是向后错,头俯而不直。治法用左手托住前边,右手向疼处略稍按,按左手稍有知觉即止。”

随着颈椎病低龄化以及发病率的增高,颈椎病的研究与治疗一直是个热点。西医以药物、牵引等方法治疗,终极手段是手术,其技术也在不断改进。推拿发展到今日,在适应证明确的前提下,对各型颈椎病均有疗效,即使是脊髓型颈椎病,也不是推拿的绝对禁忌证。颈椎病的推拿治疗以颈部软组织的松解手法和颈部关节的调整手法为主,或单用,或组合,手法流派众多,整复手法多样。随着脊柱和手法生物力学研究的进展,从脊柱乃至人体生物力学整体观的角度治疗颈椎病已成趋势。手法与功法结合、经筋与关节并重、传统推拿手法与现代康复技术互通有无、国外脊骨神经医学理念与方法的渗透,已经使颈椎病的手法治疗技术日趋成熟,手法安全性不断提高。

二、病因病机

导致颈椎病的原因是很多的,如六淫、七情、跌扑外伤、饮食、劳逸等。颈椎在中医属骨,肾主骨,说明骨的生理与肾密切相关。临床上颈椎病与肾虚有着密切的关系,肾虚往往导致颈椎病眩晕的发作,所谓“髓海不足,则脑转耳鸣,胫酸眩冒,目无所见,懈怠安卧”,可见一斑。临床上没有无原因的证候,任何证候都是在某种原因的影响和作用下,患病机体所产生的一种病变反应。对颈椎病病因的认识,主要是根据本病的临床表现为依据,也就是通过分析本病的症状、体征来推求病因,从而提供治疗用药的依据。

(一)外感因素

1.风

风为百病之长,风性善行而数变,具有游走不定,发病迅速,变幻无常的特性。风邪致病,颈部表现主要为项强活动不利,特点是痛点游走无定处,肌肤有时可见麻木或者不仁现象。

2.寒

寒为阴邪,易伤阳气,其性凝滞、沉浮、主痛,易寒凝收引筋骨作痛。《素问·举痛论》说："寒气入经而稽迟，泣而不行，客于脉外则血少，客于脉中则气不通，故卒然而痛。"又云："寒气客于脉外则脉寒，脉寒则缩蜷，缩蜷则脉绌急，绌急则外引小络，故卒然而痛。"故寒邪所致颈椎病的表现除颈部不适，输转不利等颈部症状外，还相应伴有表证症状。

3.湿

湿为阴邪，其性重浊腻滞，易阻遏气机，损伤阳气。湿邪致病的表现除相应颈部症状外，其特点有头痛如裹，肢体酸麻重疼，转输不利，四肢疲倦，症久缠绵。或有食欲缺乏等表现。

(二)情志因素

喜、怒、忧、思、悲、恐、惊属于人体精神致病因素。《素问·阴阳应象大论》云："人有五脏化五气，以生喜怒悲忧恐。"心"在志为喜"，肝"在志为怒"，脾"在志为思"，肺"在志为忧"，肾"在志为恐"。《素问·阴阳应象大论》云：怒伤肝，喜伤心，思伤脾，悲伤肺，恐伤肾"。

情志的异常变化像情绪易激动，经常忧思虑想，轻则使人体内气机升降失调，重则波及脏腑，影响整体气血功能紊乱，最终导致肾阴虚、肝阳亢，头颈痛、头晕等的发生。

(三)外源损伤因素

外伤是常见的造成颈椎病的原因之一。古书《普济方·折伤门》记载："从高跌坠，颈骨摔进。"《外台秘要》云："因坠打压损……有头项折骨节"。《医宗金鉴·正骨心法要旨》首次把颈椎的骨折、脱位和伤筋等损伤分为四大类："一曰从高坠下，致颈骨插入腔内……一曰打伤，头低不起……一曰坠伤，左右歪斜……一曰仆伤，面仰头不能垂，或筋长骨错，或筋聚，或筋强骨随头低"。外伤时日一长，导致瘀久不散，经络阻滞，气血运行不畅，筋脉失养，而导致不通而痛、不荣而痛发生。其临床表现除颈部症状外，还有痛处固定、发热等特点。舌诊可见舌质黯淡、瘀斑点，脉诊见沉、细涩脉。

(四)内源损耗因素

《素问·举痛论》说："劳则气耗"。长期的长时间低头工作，而不注意变换姿势，致使颈部屈曲过甚。《素问·宣明五气》说："久视伤血，久卧伤气，久坐伤肉，久立伤骨，久行伤筋，是谓五劳所伤。"长期保持一种姿势状态，导致人体气血运行失常，导致气血津液不能濡养肢体，不荣而痛，从而产生颈肩臂酸痛等症。《仙授理伤续断秘方》中有"劳伤筋骨，肩背疼痛"的论述。

慢性劳损所致的颈椎病，不仅包括人体功能随年龄正常衰减产生的症状，也包括长期不良习惯，如现代生活中快速的工作节奏、饮食所造成的机体损害产生的症状。

(五)自身其他因素

《灵枢·百病始生》说："风雨寒热，不得虚，邪不能独伤人……此必因虚邪之风，与其身形，两虚相得，乃客其形，两实相逢，众人肉坚。"说明机体虚弱时，六淫才能伤害人体。《素问·至真要大论》有"诸寒收引，皆属于肾"之论，说明肾本阳不足，阴寒内盛，寒引脉络，牵拉至痛。《素问·逆调论》说："病名曰骨痹，是人当挛节也。……人之肉苛者，虽近衣絮，犹尚苛也，是谓何疾？岐伯曰：荣气虚，卫气实也，荣气虚则不仁，卫气虚则不用，荣卫俱虚则不仁且不用，肉如故也，人身与志不相有，曰死。"

三、诊断

(一)诊断要点

(1)有慢性劳损或外伤史。或有颈椎先天畸形、颈椎退行性病变。

(2)多发于40岁以上中年人，长期低头工作者或者习惯于长时间看电视、录像者，往往呈慢性发病。

(3)颈肩背疼痛，头痛头晕，颈部僵硬、上肢麻木。

(4)颈部活动功能受限，病变颈椎棘突、患侧肩胛骨内上角有压痛，可摸到条索状硬结，可有上肢肌力减弱和萎缩，臂丛牵拉试验阳性，压头试验呈阳性。

(5)X线正位摄片显示，钩椎关节增生，张口位可有齿状突偏歪，侧位摄片显示颈椎曲度变直，椎间隙变窄，有骨质增生或韧带钙化，斜位摄片可见椎间孔变小。CT及MRI检查对定性定位诊断有意义。

(二)临床表现

1.颈型颈椎病

颈型颈椎病在临床上极为常见，以颈部症状为主，由于症状较轻，患者往往重视不够，以致反复发作而使病情加重。

(1)症状：颈部酸胀疼痛不适，一部分患者有头痛、头昏及肩背部酸痛，少有神经根刺激症状，还有部分患者出现反射性短暂上肢感觉异常，咳嗽、打喷嚏时疼痛加重，麻木不加重。

(2)体征：颈部活动受限，且以颈部前屈后伸受限为主。颈部生理前凸变小或消失，椎旁肌、斜方肌、胸锁乳突肌有压痛，患节棘突间亦有压痛。椎间孔挤压试验、臂丛神经牵拉试验及神经根牵拉试验均为阴性，无皮肤感觉、肌力、腱反射异常等表现。

2.神经根型颈椎病

(1)症状：急性期可以引起颈、肩、臂部痛，或呈上肢放射痛，常伴手指麻木感。慢性发病患者多感颈部或肩背部酸痛，上肢根性疼痛或指端麻木感。病程较长者有上肢肌力减退、肌肉萎缩、握物不稳。部分患者患肢可出现肿胀，皮肤呈暗红或苍白色。风寒及劳损可为发病的诱因，部分患者无明显诱因而逐渐发病。疼痛区与神经根病变节段一致。如同时伴有交感神经损害，可出现患侧手指肿胀、头痛、眼痛、多汗等症状。

(2)体征：颈部肌肉紧张、痉挛，张力增高；在颈椎后方，病变椎间盘相应的颈椎横突下方、棘突、棘突旁等部位可以有压痛，并可向相应的神经根分布区扩散，患侧肩胛内上角和内缘也可有压痛点。颈部向各个方向的活动可以受到限制，以向后仰头及头部向病侧弯曲时活动受限最为明显。与病变节段对应的部位还可以有感觉减退或感觉过敏、肌力减退、肌肉萎缩或腱反射减弱等体征。

3.脊髓型颈椎病

(1)症状：患者颈部发硬，颈后伸时易引起四肢麻木；上肢一侧或双侧先后出现麻木、疼痛。多先表现为一侧或两侧下肢麻木、无力、双腿发紧、抬步沉重。继而表现为一侧或双侧上肢握力减退、持物易坠，不能完成精细动作，如扣纽扣、夹花生米等。渐出现跛行、易跌倒、步态笨拙等症状。双下肢协调差，不能跨越障碍物，双足有踩棉花样感觉。少数患者上肢症状可先于下肢症状出现，但一般略迟于下肢。部分患者自觉胸部或腰腹部有束带感。严重者行走困难，二便失禁或尿潴留，甚至四肢瘫痪，卧床不起。

(2)体征：颈棘突或棘突旁压痛，颈后伸、侧弯活动受限。下肢肌张力增高，肌力减退。躯干部有感觉障碍，但不规则，临床上不能按感觉出现障碍的水平定位病变节段。下肢多有感觉障碍。腱反射亢进，可诱发踝阵挛和髌阵挛；浅反射如腹壁反射、提睾反射多减退或消失。病理反射如霍夫曼征和巴宾斯基征等呈阳性。部分患者可出现感觉分离，即痛、温觉明显障碍或消失，但触觉正常或轻度减弱。

4.椎动脉型颈椎病

(1)症状：眩晕、耳鸣、耳聋，甚至猝倒，该症状的出现常与突然转头或抬头导致椎动脉供血不足有关。猝倒后随即清醒，可立即站起，意识清楚。发作时常伴有恶心、呕吐或心慌、胸闷胸痛、出冷汗、流涎，心动过缓或心动过速。视力减退、视物不清、复视、眼睛疲劳，或有头痛，发音不清，吞咽障碍，喝水返呛，声音嘶哑。严重者可出现锥体束受累症状及共济失调。

(2)体征：颈肌紧张，痉挛。颈椎棘突旁可有压痛，旋转试验阳性，或霍纳征阳性。

5.交感神经型颈椎病

交感神经型颈椎病的临床表现复杂，多为主观症状，有的表现为交感神经兴奋，有的表现为交感神经抑制。

(1)症状：头痛和偏头痛，疼痛部位主要位于枕部或前额，性质为钝痛，常伴头晕；有些伴有恶心，少有呕吐。五官症状，如视物模糊、眼睑无力、眼裂增大、瞳孔扩大、眼球胀痛、流泪；耳鸣、听力减退或耳聋；发音不清，甚至失声，咽喉不适或有异物感。周围血管症状，如肢体发凉、怕冷，或肢体发红、怕热，一侧肢体少汗或多汗等。心脏症状，如一过性心动过速、血压升高、心律不齐、心前区疼痛等。其他症状，如尿急或尿不尽、便秘等。

(2)体征：多无明显体征，旋颈试验一般不诱发眩晕。

(三)辅助检查

(1)X线检查可见与临床表现和检查一致的椎体后缘、钩椎关节侧方或后关节部骨质增生。

(2)CT或MRI检查显示脊髓受压变形。

(3)椎动脉造影或磁共振血管成像可见椎动脉扭曲、畸形。

四、推拿治疗

本病的治疗以舒筋通络，活血止痛，理筋整复为主。取穴以颈项部、督脉和足太阳膀胱经为主。取风池、风府、夹脊、肩井、曲垣、天宗、肩中俞、肩外俞、缺盆等穴位。

(一)推拿时机

1.急性期

急性期的发病时间为3～5天，病情表现为颈项疼痛剧烈、上肢放射疼痛麻木、下肢行走不稳、持物无力及眩晕症状严重，颈部活动明显受限；此期推拿治疗以松解手法和调整手法并重。

2.缓解期

缓解期的发病时间为5～14天，病情处于迁延期，或是急性发作期经治疗，疼痛或眩晕等症状得到缓解，颈部活动有所改善；此期推拿治疗以调整手法为主，理筋松解手法为辅。

3.康复期

康复期为发病后经过治疗3周以上，而且疼痛或眩晕等症状基本消失，颈部活动明显改善，但仍不耐疲劳者。此期推拿治疗以手法功法结合，重用功法，以期颈椎稳定，防止复发。

(二)推拿处方

(1)患者坐位，医者施㨰法于颈背部，放松两侧斜方肌和肩胛提肌，操作3～5分钟。

(2)施四指推法于颈项、上背部，配合拇指点按风池、风府、夹脊、曲池、天宗、肩中俞、肩外俞、缺盆等穴，操作5分钟。

(3)施拿法于肩井、风池和两侧项肌，各处操作10～15次。

(4)一手托患者下颌，一手按扶后枕部，拔伸颈椎半分钟。

(5)医者施㨰法于颈项及上背部，配合颈椎前屈、后伸和左右旋转等被动运动，操作5分钟。

(6)摇颈椎，幅度由小到大，左右各8次。

(7)酌情施颈椎定位、旋转扳法或侧扳法。

(8)施掌根揉法于颈背及上背部，操作2～3分钟。

(9)施掌振法于大椎穴，以局部透热为度。

(三)辨证加减

1.颈型颈椎病

颈型颈椎病以颈部肌群松解和颈椎小关节调整为要点，配合相应的功能锻炼。若常规操作后患者的肩胛骨内上角或内侧缘仍感到酸痛牵紧，为椎间盘退变后膨出的纤维环组织刺激窦椎神经感觉纤维，引起肩胛提肌及斜方肌反射性紧张所致。可从病变节段所在的横突后结节开始，以轻柔的拇指按揉法或一指禅推法循序逐渐向下推移到主观酸痛所在，使该紧张的肌纤维松弛，即可阻断肌紧张一疼痛一肌紧张的病理循环链，使症状缓解。

2.神经根型颈椎病

神经根型颈椎病以颈椎小关节调整使神经根减压为要点，注意用手法解除或减轻对神经根的机械压迫和椎管内外的软组织炎性肿胀，消除因神经根压迫引起的继发性颈神经炎；解除或减轻神经根的机械压迫主要是为神经根所在的内环境提供一个较为宽松的空间尺度，可通过颈椎拔伸下微调手法来实现。再以轻柔的手法如一指禅推法、拇指按揉法沿放射性神经痛路线循序推移，以消除因神经根受压所引起的神经干炎症反应和由运动神经受刺激、肌肉反射性紧张引起的应力性筋膜劳损，并对椎管内损伤性炎症消散起到促进作用。

3.脊髓型颈椎病

脊髓型颈椎病患者应严格掌握推拿治疗的适应证。轻度者以局部肌肉放松、缓解症状为主，在经过仔细研究患者病情和MRI检查资料的前提下，采用轻巧的颈椎微调手法使脊髓逐渐减压。最后，以手法在下肢操作，以改善下肢肌肉痉挛状态。

4.椎动脉型颈椎病

椎动脉型颈椎病以改善椎动脉血供、缓解症状为主，配合两颞及前额推拿消除头面部症状。据临床观察，多数椎动脉型颈椎病患者存在第三颈椎以上的椎骨错位，应用拔伸下微调手法治疗后，其眩晕症状即刻减轻或消失；如体检未发现上部颈椎错位，但患者同时具有枕部疼痛，检查中也发现其枕下诸小肌群存在明显的痉挛和压痛，则可能是由于枕下肌群的高度紧张压迫了从中穿过的椎动脉枕下段，可强化松解手法操作；在强化松解手法操作后，以按压调整手法多次推冲枕后隆突，以抑制枕下肌群的持续痉挛；如果体检既未发现椎骨错位，也未见枕下肌群紧张，应考虑是否因椎动脉起始部分受到痉挛的斜角肌群压迫，应以轻柔的一指禅推法或拇指弹拨法循序刺激前斜角肌，并在手法刺激前斜角肌的同时，轻巧地左右旋转、向对侧侧屈及后伸患者颈部，以抑制斜角肌群的痉挛；若未能证实患者的椎动脉血流受阻是由前斜角肌紧张引起的，则可考虑是否存在C_4、C_5或C_5、C_6钩椎关节的退行性变化对椎动脉及周围交感神经丛的压迫刺激，以轻柔的一指禅推法或拇指弹拨法在下位颈椎横突后结节处循序推移，同时以十分轻巧的动作将颈椎向对侧侧屈$5°\sim8°$，以消除低位钩椎关节退变对椎动脉的压迫刺激。最后以一指禅推法和鱼际揉法轻柔地刺激患者两颞部及前额，使患者产生头脑清醒，精神振奋的感受，结束治疗。

5.交感神经型颈椎病

交感神经型颈椎病以轻巧的一指禅推法或拇指弹拨法在颈前气管两侧循序推移，以刺激其深部的椎前肌群，并配合轻巧的颈部后伸运动，使痉挛的椎前肌群放松，消除对颈交感神经节及颈交感神经灰白交通支的压迫刺激；然后视患者临床症状的特点，配合颈前两侧的推拿，使痉挛的椎前肌群放松；或视患者临床症状特点，采用不同的手法操作。若患者以慢性头痛为主要症状，则以轻柔的一指禅推法自枕后沿足少阳胆经的路线推移至两颞部、前额部，以一指禅偏峰推刺激两眼眶内缘，结束手法操作；若患者以视力降低为主要表现，则需在拔伸颈椎时适当加大颈部前屈的微调动作，然后以一指禅偏峰推法刺激两眼眶内缘，结束手法操作；若患者以类冠心病为临床特点，则以轻柔的一指禅推法或拇指弹拨法沿前斜角肌、胸小肌推移到胸大肌及诸肋间隙，以掌擦法擦热左侧胸壁，结束治疗；若患者以慢性咽喉疼痛、异物感为临床特点，可用轻柔的一指禅推法推气管两侧和舌骨体表投影部位，再于咽喉部做轻柔的拿法，并配合吞咽动作，结束手法操作。

医案赏析

基本信息：患者，韩某，女，29 岁。

主诉：左侧颈项部疼痛伴左侧手麻半年余。

现病史：患者夏季吹空调后头颈部受寒，左侧颈项部疼痛并局部有凉感，伴有左侧手麻；自行艾灸和红花油按摩治疗，并自服养血清脑颗粒治疗，症状有所减轻，但未完全消失。2021 年 1 月 21 日于外院进行 MRI 检查显示颈椎曲度略变浅，椎列略欠佳；$C_{3\sim7}$椎间盘呈短 T_2信号改变，并向周围轻度膨出；$C_{5\sim6}$椎间盘后突，相应椎管硬膜囊前缘受压。颈椎诸椎体形态可。颈髓形态位置无特殊。MRI 结果示：$C_{5\sim6}$椎间盘突出(中央型)，颈椎退行性变。

刻下症：左侧颈项部僵硬伴左侧手麻，纳可，眠差，二便可。舌质淡红，苔薄白，脉弦紧。

既往史：既往体健。

个人史及家族史：无家族遗传病史。

体格检查(中医四诊)：神志清，精神可，面色红润，舌质淡红，苔薄白，脉弦紧。颈椎曲度略变浅，椎列略欠佳，左侧颈项部压痛(+)，左侧臂丛神经牵拉试验(+)。

辅助检查：MRI 结果示 $C_{5\sim6}$椎间盘突出(中央型)，颈椎退行性变。

中医诊断：颈椎病。

西医诊断：神经根型颈椎病。

诊疗经过如下。①辨证：寒凝血瘀证。②治法：温阳散寒，化瘀止痛。③处方：a.针刺治疗，选取双侧颈夹脊、肩中俞、肩井、阿是穴。患者取坐位，针刺穴位常规消毒后，直刺双侧颈夹脊、肩中俞、肩井、阿是穴，进针深度为 20 mm，患者自感针刺部位有凉气自针孔外泄，留针 30 分钟。b.推拿治疗，首先，采用㨰法从风池沿颈项两侧至颈肩交界处往返 5～10 次；其次，采用拿揉法拿揉两侧颈肩部，以椎旁及肩部压痛点为重点，手法宜深沉缓和，以患者能忍受为度，时间为 5 分钟；继上势，医者以一手虎口托住其后枕部，另一手托住其下颌部进行颈椎拔伸法，拔伸至最大限度时停顿片刻，再缓慢放松，重复 3～5 次；继上势，医者擦颈项部，以透热为度，搓、抖上肢。

随诊：首次治疗后患者颈部疼痛感与凉感消失。连续治疗 3 天，患者已无不适症状。

按语

颈椎病属中医"痹证"范畴，《素问·痹论》曰："风寒湿三气杂至，合而为痹也。"目前中医认为该病主要为颈部感受风寒湿邪，导致气滞血瘀，不通则痛；或肝肾亏虚，筋脉失养；或跌扑损伤、久坐、闪挫、失枕而致。现代研究发现，针刺联合推拿治疗颈椎病的疗效突出。如有学者研究发现，针刺治疗颈椎病的作用机制可能是通过增加颈肌收缩结构蛋白、三磷酸腺苷的表达，有效降低颈肌异常肌张力，缓解颈肌挛缩，改善颈肌神经营养状态，增强颈部肌肉力量，恢复颈椎动态平衡。研究发现，推拿治疗颈椎病的作用机制主要是通过改善血液循环，降低血液黏稠度，清除自由基，减轻椎动脉、颈神经的压迫或刺激等途径实现。研究发现，针刺不仅可舒筋通络，还具有镇痛的作用。临床治疗颈椎病首先选择针灸治疗，颈夹脊在颈椎两侧，运用夹脊穴，一是取其近治作用，二是取其镇痛效果。肩中俞属手太阳小肠经，《灵枢·经脉》曰："小肠手太阳之脉……其支者，从缺盆循颈，上颊，至目锐眦，却入耳中。"又云："是动则病嗌痛，颔肿，不可以顾，肩似拔，臑似折。是主液所生病者，耳聋、目黄，颊肿，颈、颔、肩、臑、肘、臂外后廉痛。"其病"绕肩胛引颈而痛，应耳中鸣痛引颔，目瞑良久乃得视，颈筋急，则为筋瘘颈肿，寒热在颈者"。据"经脉所过，主治所及"的规律，针刺手太阳小肠经可缓解肩颈痹痛，故选取肩中俞取其疏通气血、缓解疼痛的作用；肩井具有活络消肿的作用；阿是穴是治疗疼痛的腧穴，通过针刺阿是穴，并施以适当的手法，引导"气至病所"，抑制疼痛反应，改善气血运行，缓解临床症状。然后运用推拿方法可行气活血、理筋整复，还具有温通经络、缓解疲劳的作用。二者合用，针刺引气行于内，通络镇痛；推拿导气走于外，整筋缓疲，内外相合，标本兼治，疼痛则消，疾病则愈。

第十五节　肩　周　炎

一、概述

肩周炎是肩关节周围肌肉、肌腱、滑囊和关节囊等软组织的慢性无菌性炎症。炎症导致关节内外粘连，从而影响肩关节的活动。

本病早期以疼痛为主，故有“肩痛病”“肩痹”等名称；由于肩周炎常因感受风寒所致，或者肩周炎患者常感觉到夜里睡觉时被子盖不严，总是有风，自觉有冷气进入肩部，也有患者感觉有凉气从肩关节内部向外冒出，故又有“漏肩风”之称。后期因肩关节不能运动，仿佛被冻结或凝固，故称“冻肩”“冻结肩”“肩凝症”“凝肩”等。因好发于50岁左右的人，故又称“五十肩”。

肩周炎的病因病机仍然不是很清晰，受寒、劳损、急性损伤、年老体衰等均可导致本病，但是为何出现肩周炎，却没有更多合理的解释。肩周炎的治疗方法很多，推拿治疗是其首选方法之一，药物、针灸、理疗、关节松动术、小针刀、功法训练等适用于肩周炎的不同时期，对于粘连严重的肩周炎也有采用手术治疗的。肩周炎的病程较长，治疗周期也较长。部分患者可以自愈，时间可能长达1年，而且还会遗留部分功能障碍。

二、病因病机

(一)内因

内因是肩周炎的根本原因。中医学认为，肩周炎与肝肾不足、气亏血虚、内伤七情、饮食失调、少动不动等有关。

1.肝肾不足，精血亏虚

肝肾不足，精血亏虚多由于年幼时，肾气未充，或年老肾气已虚，或先天不足，肾气亏虚，或久病及肾，肾精不足而致。

肩周炎以50岁左右患者居多。《素问·上古天真论》曰：“女子……七七任脉虚，太冲脉衰少，天癸竭，地道不通，故形坏而无子也。丈夫……七八肝气衰，筋不能动，天癸竭，精少，肾脏衰，形体皆极。”人体的生长、发育以至衰退，都与肝肾的盛衰有着密切的关系。男、女50岁左右，多肝肾两虚，精血亏虚，肝血虚，筋不能动，肾气衰，骨惫懈惰，就机体整体观察，可出现心悸、心烦、失眠、眩晕、饮食不佳、或冷或热等症状。

从肩关节局部来说，肝主筋，筋赖肝血的濡养，肝血虚，血不养筋，出现筋或坚紧拘挛、肩屈伸不利、活动不灵或弛缓萎缩无力，正如《素问·痹论》所言："痹在于骨则重……在于筋则屈不伸"。《中藏经·五痹》曰："筋痹者，由怒叫无时，行步奔急，淫气于肝，肝失其气，因而寒热所客，久而不去，流入筋会，则使人筋急，而不能行步舒缓也。"肾主骨，骨赖肾之精充养，肾气衰，精少，骨髓不充，则骨惫懈惰。《素问·长刺节论》曰："病在骨，骨重不可举，骨髓酸痛，寒气至，名曰骨痹。"女子七七，男子七八患者，肝肾亏虚，精血不足，活动量减少，血脉周流运行迟缓涩滞，不足以滋养温煦四肢百骸，以致筋骨懈怠。也就是说，机体衰退，筋脉肌肉松弛，骨质疏松，血液循环、新陈代谢衰退，肩及其周围血液供应减少，因虚致瘀，代谢浊气蓄积，痹阻于局部经脉、筋肉，出现筋脉拘急、粘连、疼痛、功能活动受限等。

2.气血虚弱，筋失所养

气血虚弱，筋失所养多由于年老体虚，或素体衰弱，气血不足，或久病不愈，气血两伤，或因脾气虚，化源不足，不能生化而继见血少，以致气血两虚；或病后失养，气血亏虚，或因失血，气随血耗致气血两虚所致。亦有因肾气不足，先天不能滋养后天，而致后天不足，气血亏虚。

《难经·八难》曰："故气者，人之根本也"。气是构成人体，维持人体生命活动最基本的物质，是人体生命代谢、功能活动的动力，故《医权初稿》曰："人之生死，全赖于气，气聚则生，气壮则康，气衰则弱，气散则死。"气对人体的功能活动主要表现在以下几方面。①温煦作用：《难经·二十二难》指出"气主煦之"，是指人体生理活动要靠气的熏蒸温煦。《灵枢·本藏》云："卫气者，所以温分肉，充皮肤，肥腠理，司开合者也。"气的温煦作用正常，则功能如常，如气虚温煦功能不足，则可见形寒肢冷、肩部冷痛等症状。②推动作用：是指各脏腑、经络、筋脉肌肉的生理活动，血的运行，津液的输布，都要依赖气的激发、推动。气的推动功能正常，则经络气血流动不休，脏腑功能旺盛，如推动功能减退，则脏腑生理功能减退，经络气血运行迟缓涩滞，易瘀积于肩。③防御作用：是指气能护卫肌表，抵御外邪的入侵；外邪侵入人体后，气又能与病邪作斗争，驱邪外出，以恢复健康。如《灵枢·刺节真邪》云："虚邪之入于身也深……有所结，气归之……有所结，深中骨，气因于骨，骨与气并"。《医旨绪余·宗气营气卫气》曰："卫气者，为言护卫周身，温分肉、肥腠理，不使外邪侵袭也。"如气的卫外防御功能正常，则外邪无从入侵，如卫气不足，防御屏障作用减退，则风寒湿邪易乘虚而侵、流注于肩。④营养作用:气为机体脏腑功能活动提供营养物质的基础,《灵枢·脉度》曰:"其流溢之气,内溉脏腑,外濡腠理。"可见,气具有温养肌肉筋骨、充润皮肤、肥盛腠理、推动机体各组织器官功能活动的作用。

气与血均来源于水谷精微,由后天脾胃化生,气为血之帅,血为气之母,二者相互依存,相互化生,血的生成离不开气,血又不断地为气的功能活动提供水谷精微,使气持续地得到补充。《难经本义》曰:"气中有血,血中有气,气与血不可须臾相离,乃阴阳互根,自然之理也。"两者共同完成对机体的温煦、推动、营养、滋润功能。

病理状态下,气虚功能不足,则化生血液不足,血虚不能载气,气得不到水谷精微的持续补充而致血虚,最终形成气血两虚。肩部失于温煦则发冷,失于推动则血行迟缓、凝滞,甚至瘀滞疼痛。血虚筋肉、肌腱失于濡润、滋养则紧张、拘急、肩关节屈伸不利等。

3.内伤七情,气滞血瘀

七情即喜、怒、忧、思、悲、恐、惊等,是人的精神意识对外界事物的反应,七情在正常的范围内活动,是正常的生理反应,不会致病,当其超过人体正常的生理反应范围,情志不调,或怒、或忧、或思虑过度、精神紧张等内伤七情,机体气机运行紊乱失常,肝气郁滞,疏泄失职。

气为血之帅,气滞则血瘀,形成气滞血瘀。肩部气滞血瘀不通则产生疼痛,或胀痛,或刺痛。血瘀内停,新血不达,筋脉失养则拘急。《五藏经·五痹》曰:"由怒叫无时,行步奔急,淫伤于肝,肝失其气,因而寒热所客,久而不去,流入筋气,则使人筋急。"男、女50岁左右,内分泌紊乱,情绪易于波动,气血运行易紊乱郁滞,故肩周炎发病率明显增高。

4.饮食失节,痰湿内生

《素问·痹论》曰:"饮食起居处,为其病本。"饮食是保证人体生命和健康的基本条件,饮食化生的水谷精微是化生气血,维持机体生长、发育,完成各种功能活动的物质基础。脾胃主运化水谷水湿,脾气健运则运化正常,痰湿无从产生。若饮食不节,或饮食偏嗜,如过食生冷,损伤脾胃,运化失职,水湿内停,日久湿骤而为痰,形成痰湿,或过食肥甘厚味,嗜酒无度,内蓄痰湿,痰浊水湿留于肩部经络筋骨,壅滞气血,则肩部疼痛重着,湿性黏滞,故肩痛缠绵,长期不愈。

5.少动不动,耗伤气血

《素问·宣明五气》曰:"五劳所伤……久卧伤气,久坐伤肉"。卧和坐都是活动量少或不活动之意。长期不动或少动,就整体而言,肺活量减少,贯心脉行气血之功减弱。就局部来说，肩部血液运动缓慢，气推动无力，久则气血运行郁滞凝塞，肌肉筋脉因郁滞而粘连，产生肩部疼痛、僵直、活动障碍。另一方面，由于肌肉活动量的减少，气血供养不足，肌肉失去滋润、濡养，则形成肩部肌肉瘦削萎缩，且失于韧性，抬举无力，故脑血栓后遗症、颈椎病等肩部少动患者肩周炎发病率明显提高。

(二)外因

外因为肩周炎产生的重要条件，主要有风寒湿邪的侵袭、外伤、慢性劳损等。

1.风寒湿邪的侵袭

风寒湿邪的侵袭多由于久居风寒湿地，或汗出当风，风寒侵袭，或遇雨湿所淋，或睡卧不当，漏肩当风，或气候变化，不加衣被，或过食生冷，风寒入侵，或夏秋空调、电扇过度使用等致风寒湿之邪侵袭机体，痹阻于肩，气血运行不通，则肩臂疼痛。正如《素问·痹论》言："风寒湿三气杂至，合而为痹也。"

该病在冬春两季的发病率高于夏秋两季，因冬春两季，为风、寒主气，风寒之邪易于入侵，肩背疼痛者，此时易发。《素问·痹论》曰："以冬遇此为骨痹，以春遇此为筋痹"。

风寒湿相合侵袭人体，因发病季节不同，患者体质有别，病程长短的差异，风、寒、湿三气各有所主，临床表现亦不尽相同。如《素问·痹论》云："其风气胜者为行痹，寒气胜者为痛痹，湿气胜者为着痹也。"

2.外伤

由于肩关节有活动量大、活动范围广的生理特点，很容易造成外伤。肩部外伤有两种：一种是直接外伤，如挫伤、创伤、压伤等直接作用于肩部；另一种是间接外伤，如闪伤、扭伤、撕裂伤等。

肩部外伤，虽由外触，势必内伤，先及皮肉，次及筋骨，皮肉筋骨的损伤，必然导致血溢脉管之外。《医宗金鉴·正骨心法要旨》曰："跌打损伤之症需从血论。"《杂病源流犀烛·跌扑闪挫源流》亦曰："跌扑闪挫，卒然身受，由外及内，气血俱伤病也。"轻者肩周围软组织肿胀、皮肤发绀、肩部疼痛、关节屈伸不利，重者造成肩关节周围韧带、肌腱的撕脱、断裂、肩部剧痛、瘀紫漫肿、肩关节功能活动严重受限等。

肩部的扭、压、挫、脱、折等外伤，如治疗得当及时，离经之血，则消散吸收，经脉畅达，血液畅流，肩部疼痛消失，活动恢复正常。《灵枢·本脏》曰："是故血和则经脉流行，营复阴阳，筋骨劲强，关节清利矣。"如失治或误治，血脉损伤，血外溢于肌肉筋脉，流注于关节，而得不到及时消散吸收，留注时久，必内结成块，一方面肩部疼痛拒按，另一方面肩周肌肉、肌腱、韧带间粘连，影响肩关节的功能活动而形成肩周炎。如肩关节破坏较重，即使得到了及时的治疗，关节的组织结构也无法完全修复，肩关节周围的软组织形成了不同程度的瘢痕挛缩、粘连，亦可遗留肩关节周围的疼痛，功能活动受限、僵直等。临床上可见，有相当部分肩周炎患者由肩部外伤诱发。

3.慢性劳损

肩周炎患者右肩多于左肩，而右肩活动量较左肩大，可见活动过度、慢性劳损也是肩周炎的致病原因。《素问・宣明五气》曰："五劳所伤……久行伤筋。"久行即活动量太过，从时间讲，过长过久，从程度上说，过重过大，超过了肩关节的自我代偿范围。

肩关节从解剖上说头大盂小，关节囊松弛，又有弹性，决定了肩关节具有最大限度的活动范围和灵活的功能活动；另一方面也决定了肩关节的不稳定性，使其易于损伤。可见解剖特点、生理功能决定了肩关节活动频繁，负担繁重，容易劳损。

长年累月积劳损伤，或姿势不正，使人体持续劳累，超过了肩部皮肉筋骨的抵御能力和耐受范围，积劳成疾，肩关节周围某一筋被拉伤或部分断裂，其功能活动减弱或丧失，将由其他筋束来代偿，日久必然导致其他筋的慢性损伤，最终导致肩周软组织功能失代偿，各筋间的功能不能协调配合。血从损伤的筋肉多次微量溢于脉外而又不能被消散吸收，则形成血瘀粘连。瘀血阻滞，新血则不达，筋脉失于血之滋养，功能降低，更不耐活动量过大过久，如此造成恶性循环，使肩周筋脉肌肉广泛粘连、瘀血、萎缩，产生肩关节的疼痛和活动受限。

三、诊断

（一）诊断要点

（1）慢性劳损，外伤筋骨，气血不足而复感风寒湿邪所致。

（2）好发年龄在50岁左右，女性发病率高于男性，右肩多于左肩，多见于体力劳动者，多为慢性发病。

（3）肩周疼痛，以夜间为甚，常因天气变化及劳累而诱发，肩关节活动功能障碍。

（4）肩部肌肉萎缩，肩前、后、外侧均有压痛，外展功能受限明显，出现典型的"扛肩"体征。

（5）X线检查多为阴性，病程久者可见骨质疏松。

(二)临床表现

1.症状

(1)肩痛：肩周炎患者的肩部疼痛有以下几个特点。①由轻到重：刚开始发病时，感觉肩部轻微疼痛，呈间断性。随着病情的发展，疼痛逐渐呈持续性。但到后期，疼痛又逐渐减轻。②疼痛广泛：疼痛范围包括肩前、肩外、肩后、肩上、肩下、肩内的每个部位。③夜间痛甚：疼痛使患者夜不成眠或者半夜痛醒，有的患者需要起床活动后再睡；患处不能受压，熟睡中患肩受压会痛醒，也可以翻身后又熟睡。④惧怕撞击：肩部及周围受牵拉或撞击时疼痛加重。⑤疼痛较重者可向下放散到手，向上放散到耳部、颈部、枕部。

(2)肩关节活动困难：早期，患者常常因为惧怕疼痛，不愿使用患肢。后期，因为肩关节粘连，患肩活动广泛受限，患者常诉梳头、穿衣、系腰带、叉腰、插裤袋等动作困难。当前屈、上举功能受限时，患者常感到穿衣、脱衣、梳头困难等。当后伸功能受限时患者常感到脱衣困难。当外旋功能受限时，患者常感到举手、投掷困难。当内旋功能受限时，患者常感到系腰带、叉腰、插裤袋等动作困难。当内收功能受限时，患者常感到脱背心、脱毛衣困难。

2.体征

(1)肩关节周围压痛：肩周炎患者压痛的特点为广泛压痛。常有两种形式的压痛。第一是以压痛点的形式出现。此时可有许多压痛点。第二是广泛的压痛，即俗称的“按哪儿哪儿痛”。肩关节周围常见的压痛点有喙突、大结节、小结节、结节间沟、三角肌止点、肩峰、冈上窝(秉风穴)、冈下窝(天宗穴)、肩贞穴(小圆肌)、肩胛骨内上角(曲垣穴)。

(2)功能受限：肩周炎患者肩关节的功能受限有主动和被动两个方面，一般为各项活动受限。外展受限严重的患者，肩关节主动或被动外展时，患侧肩部随之抬起，形成“扛肩”体征。

(3)肌肉萎缩：患肩周炎时由于肩关节粘连日久，肩关节运动减少，即出现肌肉废用性萎缩。主要出现萎缩的肌肉是三角肌、冈上肌、冈下肌、斜方肌、肩胛提肌。三角肌萎缩严重者，会出现“方肩”畸形。

(三)辅助检查

(1)X线检查显示后期可出现骨质疏松，冈上肌腱钙化，大结节处有密度增高的阴影，关节间隙变窄或增宽等现象。

(2)MRI检查或CT检查对于评价肩袖及其他肩周软组织病变很有价值。

四、推拿治疗

(一)推拿时机

推拿治疗在肩周炎发病的不同时期都能介入，早期治疗更好，可以在粘连形成之前，解除疼痛即可。但是推拿治疗的原则必须根据辨证分期情况加以变化，否则或加剧疼痛，或粘连难除。初期应以活血止痛为主；后期出现功能受限后就应以松解粘连、滑利关节为主；手法与操作次序也要做相应改变。

(二)分期推拿

1.急性期

该病急性期疼痛剧烈，肌肉紧张、痉挛，推拿的目的是解除痉挛，促进血液循环，加速新陈代谢，促使炎症吸收。

(1)松筋活血：患者取坐位，患臂自然下垂，放松。医者立于患侧，用拇指推、掌根揉、五指捏、㨰等手法，沿各肌群走向推拿，手法由轻转重，自浅及深，反复多次，每次 5～10 分钟。

(2)疏经通络：在合谷、曲池、肩髃、肩髎、肩贞、天宗、曲垣、阿是穴等点按，可产生酸麻胀感。

(3)摇动关节：医者一手放于患肩做肩部的揉捏等手法，另一手握患侧腕部，做肩关节的前屈、内收、外展、后伸、旋转等各个方向的动作。完毕，双手夹住患肩、上肢，自上而下用搓法。

2.粘连期

粘连期也称为冻结期。此期肩关节周围的无菌性炎性水肿、渗出已有减轻，肩周疼痛也有所缓解，但肩关节周围软组织粘连较重，肩关节活动受限尤为突出，推拿以解除粘连、滑利关节、恢复肩关节功能活动为主。可采用扳、拉、拨、摇动等被动手法，手法强度大，但必须由轻到重，刚柔相济，切忌粗暴牵拉，以免引起肩关节周围撕裂伤。

(1)舒筋活血：在肩关节周围用㨰法、指揉法等，以放松肌肉，解除肌肉紧张、痉挛。

(2)疏通经络：用手指点按肩周有关穴位，如肩髎、肩髃、天宗、中府、曲池、阿是穴等，以疏通经络，畅通气血。

(3)弹拨筋络：弹拨肌肉，松解其粘连，重点在肩的前内侧和外侧。患者取坐位，医者用拇指尖端垂直紧贴肱二头肌长头腱，在肱骨结节间沟内，沿肌腱走向方向横行弹拨，在大结节处沿冈上肌、冈下肌、小圆肌的走向进行弹拨，由于此处被三角肌覆盖，手法要深透有力，然后再提拿弹拨胸大肌、胸小肌、喙肱肌、肱二头肌短头等，并将上述各肌向喙突方向推按，以松解其粘连、紧张。

(4)摇动关节：患者取坐位。首先对肩关节各个方向的最大活动范围进行简单测试一下，做到心中有数。本法要刚柔相济，避免盲目粗暴操作。患肢伸直放松，医者立于患侧，医者以一手按住患侧肩上方固定，另一手握住患肢腕部，在胸前、侧方、后外方分别做顺时针与逆时针方向的摇动。

(5)对抗牵引：患者取坐位。医者一前臂托在患肩的腋下，另一手握住患肢手腕，分别做上下对抗牵引。

(6)托臂摸肩：患者取坐位。医者站在患者身后，一手托住患肢肘部，令患侧的手摸对侧肩，另一手放在患肩的后方，两手同时用力振动，幅度由小到大。

(7)摸枕旋肩：患者取坐位。医者站于其身后，患者两手在枕后相握，医者两手分别托住患者两肘，两手用力向后、向外做振动性托动牵拉，幅度由小到大，以不引起剧烈疼痛为原则。

(8)外展外旋：医者一手按住患肩，避免患者耸肩，另一手握住患侧手腕，徐徐外展外旋，当外展到一定高度时，保持外展外旋位，前后摆动患臂数次。

(9)内旋后伸：医者将患臂内旋，并后伸向背后，肘关节屈曲，拇指向上，将患肩在背后上抬到适当高度，医者用拇指点按肩前、肩后各痛点，并用掌根自上而下推揉肩部。

(10)外旋上举：医者一手固定患肩，另一手握住患者的前臂，将上肢外旋上举，使上肢抬到最高限度。

最后在肩周、上臂用㨰法、搓法、揉法疏通筋肉。

3.缓解期

缓解期也称恢复期。此期肩部疼痛明显减轻，肩关节功能活动有所改善，可选用粘连期治疗手法。

五、注意事项

(1)施肩关节摇法、扳法等被动运动时，运动幅度由小渐大，以患者耐受为度，忌用暴力蛮劲，以免造成新的损伤。

(2)嘱患者注意患肢的休息和肩部保暖，以防复感风寒和用力过度，加重症状。

(3)肩周炎后期强调肩关节功能锻炼，可做蝎子爬墙、体后拉肩、手拉滑轮、吊单杠以及肩关节内收、前屈、外展、上举、后伸等各方向的活动，每天 2 次，每次

15 分钟。

医案赏析

基本信息：患者，秦某，女，52 岁。

主诉：左肩关节疼痛伴活动不利半年，加重 1 周。

现病史：患者半年前因受凉后出现左侧肩关节疼痛伴活动障碍，到当地卫生院就诊，诊断为“左侧肩关节周围炎急性期”，经西药抗炎、镇痛、针灸疏通经络等治疗后疼痛改善。1 周前再次受凉后出现持续性疼痛，活动障碍，穿脱衣时疼痛加重，经外用膏药治疗无效，遂来诊。

既往史：既往体健。

个人史及家族史：无家族遗传病史。

体格检查（中医四诊）：神志清，精神可，左肩关节活动度（前屈 80°、后伸 15°、外展 85°、内旋 45°、外旋 30°），肩前、肩后、结节间沟及三角肌止点处压痛，搭肩试验不能完成。纳可，眠差，二便正常，舌质淡白，苔薄白，脉沉紧。

辅助检查：未做检查。

中医诊断：漏肩风。

西医诊断：肩周炎。

诊疗经过如下。①辨证：寒湿凝滞证。②治法：松筋、动骨、强筋。③推拿处方：a.松筋，以㨰法、弹拨法为主操作手三阳经循行部位，每条经筋反复操作 3 分钟，使肩周肌肉完全放松。b.动骨：患者仰卧位，外展拔伸松调法并配合肩关节内外旋转，反复操作 5 次；前举拔伸松调法，在拔伸下配合肩关节内外旋转，反复操作 5 次；“经筋”平推法，以冬青膏为介质，平推手三阳经筋，以透热为度。c.强筋：指导患者在能耐受疼痛的范围内做肩关节导引术。预备式：两脚分开与肩同宽，两手自然垂于体侧；目视前方，呼吸自然。双肩关节上举练习：两臂缓慢前屈上举伸直 10 次，两臂重复后伸 10 次，两臂缓慢外展上举伸直 10 次。双肩关节旋转练习：旋转运动肩关节，双上肢连带肩关节在体前旋转画圆圈，顺时针 10 次，逆时针 10 次，两手自然垂于体侧，练功结束。

随诊：3 次治疗后患者左肩关节疼痛明显好转，7 次治疗后能完成摸头、洗发、高处拾物等动作，嘱患者维持导引术锻炼，半年后电话随访完全恢复正常。

按语

患者左肩关节疼痛伴活动不利半年，以抗炎镇痛药口服控制疼痛，导致病程迁延，缠绵不愈，引起局部软组织、关节囊粘连挛缩及肩峰下间隙变窄，出现筋骨失衡状态。结合分期辨证，考虑为肩粘连期，该期主要病理特点是“筋出槽”“骨错缝”，基于筋骨理论，采用“松筋、动骨、强筋”三步理筋松调手法治疗。三步手法各有其特点，理筋体现“以筋为先”的理念，可消除疼痛、解除经筋肌肉痉挛，使经筋恢复柔和的状态；松调体现“筋骨并重”理念，正如《医宗金鉴》所云：“髃骨者，肩端之骨……若被跌伤……宜将突出之骨向后推入合缝，再将臑筋向内拨转，则臑、肘、臂、腕皆得复位矣。”印证了“正骨可理筋，理筋亦可正骨”；强筋体现“筋强则骨健”的作用，通过导引术锻炼促进机体气血畅通，是将被动变为主动的治疗方法，有“动静结合”之意。本案例采用分期论治思想，辨证选用理筋松调手法，纠正了筋骨失衡，最终达到治愈疾病的目的。

第十六节　腰椎间盘突出症

一、概述

腰椎间盘突出症是由于腰椎间盘的退变与损伤，导致腰椎内外力学平衡失调，使椎间盘的髓核自破裂口突出，刺激或压迫脊神经根或马尾神经，引起腰腿痛和相应神经支配区功能障碍的病症。腰椎间盘突出症是临床常见的腰腿痛疾病之一，其发病率约占门诊腰腿痛的 15%。临床上本病发病年龄段较广，常好发于青壮年，20 岁以下青少年和 60 岁以上老年人的发病率呈上升趋势，男女发病比例总体上趋于相当；下腰部 $L_{4\sim5}$ 和 $L_5\sim S_1$ 节段椎间盘突出居多，$L_{3\sim4}$ 及以上节段的高位腰椎间盘突出和 2 个节段以上的多发性腰椎间盘突出也不少见。

中医学没有与腰椎间盘突出症相应的病名，根据临床表现，本病属于中医学“腰腿痛”“痹证”等范畴。中医学认为，“腰腿痛”主要由肾气亏损、跌扑闪挫、寒湿内侵、痰瘀互结等所致。

在中医临床中主要是以专业的推拿手法治疗本病，并注重以专业器械来替代或辅助拔伸法、后伸扳法等推拿手法操作，从而提高推拿的安全性和手法疗效。目前临床上以“机械（电脑机械）牵引床”进行腰椎-骨盆牵引替代腰椎拔伸手法，以“多体位推拿治疗床”辅助后伸扳法或按压法等推拿手法操作最为常用。除此之外，也采用以推拿手法治疗为主，其他治疗方法如硬膜外腔（包括骶裂孔）

麻醉或注入复合液、针灸、中西医药物内服外敷等为辅的综合治疗方案。无论是单纯推拿手法治疗，还是以推拿手法为主进行综合治疗，正在通过科学的临床与实验验证，明确推拿操作规范与作用机制，筛选出简要、有效的手法组合，以利于临床推广。

目前，大部分腰椎间盘突出症可选用中医推拿疗法。只要选对适应证和规范化操作，临床常具有疗效较好而不良反应较少的特点，已引起部分中医和西医临床专业医师的重视并被应用于临床。

二、病因病机

(一)病因

中医学认为腰为肾之府，故腰椎间盘突出症与肾的关系密切。肾主骨，生髓、通于脑，说明脊柱的生理、病理与肾有着必然的联系，素体禀赋虚弱，加之劳累过度或房劳过甚，或年老体衰，以致肾精亏损，无以濡养筋骨致椎间盘退化，而渐发为本病。从资料上看，腰椎间盘突出症大多数发生在 40 岁以后，这与中医学认为肾气随年龄增长而发生生理性自然虚衰是一致的。《素问・至真要大论》明确指出了脊柱的病变，其本在肾。肾气虚损，筋骨失养而退变是造成腰椎间盘突出症的根本原因。除了因年龄而导致肾气渐衰的生理性退变外，人体内外致病因素可以加剧这一生理性肾功能减弱的退变过程，其主要原因有以下几方面。

1.正气虚衰

造成正气虚衰的原因主要有以下几方面。

(1)先天不足，肾气本虚：筋骨失于正常精血的濡养，骨髓不充，故发育不良。如腰椎管先天性发育性狭窄者，当椎间盘开始发生退变，椎体失稳，或出现轻度的膨出，突出则极易产生对脊髓、神经根的压迫、刺激而出现症状，即此理。

(2)久病气血亏损：久病之后，气血亏虚，肾精与骨髓失去了后天气血的充养和培育，从而加剧了腰椎间盘及椎体、韧带的退变过程，而致发本病。

(3)久病及肾：久病气血亏损，元气耗伤，致使肾气渐损，肾中内藏真阴真阳，真阴虚损则骨髓失于濡养而退变，真阳虚损则骨髓失于温煦而功能渐衰，皆可加剧腰椎间盘的退变而致发本病。

(4)劳倦内伤：所谓劳倦是指烦劳过度。主要是指劳力所致，所谓“久立伤骨”“久行伤筋”是也。各种原因皆可导致肾精肝血的亏耗，筋骨失养而加剧椎间盘及脊柱的退变而致发本病。

2.外邪

外邪是指风、寒、湿邪侵袭，痹阻经络，气血运行不畅，而致颈部肌肉、筋骨发生酸痛、麻木、重着、活动不利。正气不足是发生外邪侵袭的基础。居处潮湿、涉水冒雨、气候剧变、冷热交错等原因，致使风寒湿邪乘虚侵袭人体，行于经络，气血痹阻，故经脉、肌肉受累而发生痹痛。同时，气血痹阻既加剧了腰椎退变，还影响了腰椎的稳定平衡而诱发本病。以寒湿之邪最为多见，寒气胜者，使气血凝滞不通、疼痛剧烈而发为痛痹；湿气胜者，因湿性黏滞重着，故使肌肉关节麻木、重着而成着痹。寒湿之邪滞留于经络关节，久则郁而化热，而成湿热。

3.损伤

跌扑损伤或腰部用力不当或强力负重，损伤筋骨，经脉气血瘀滞留于腰部而发为腰痛。《景岳全书·杂证谟·腰痛》云："跌扑伤而腰痛者，此伤在筋骨而血脉凝滞也。"造成腰椎间盘突出症的发生应有2个前提条件，一是肾气本虚，腰椎已有了较为严重的病理性退变，在跌扑损伤的作用下，致使腰椎内外平衡遭受破坏，腰椎间盘突出或脱出而发为本病。二是曾有腰部的损伤，瘀血留滞经络，气血运行不畅，肌肉、筋骨失于濡养，加剧了腰椎的退变和内外稳定的失衡，在再次或反复多次的外力损伤后而造成腰椎间盘突出或脱出而发为本病。此时，气血瘀阻和肾虚并存，瘀血为标，而肾虚为本。

(二)继发病因及其主要病机

1.瘀血及其病机

瘀血形成的原因有三：一是正气虚衰，气虚运血无力，血脉瘀滞；二是肝气郁结，气滞血瘀，或肝火内郁，灼伤津液，血液黏稠，滞而不畅，而为血瘀；三是跌扑损伤，瘀血留滞经络。瘀血作为病理产物和继发病因，阻滞经络、气血，筋骨失于正常气血的濡养，进一步导致腰椎的退变。此外，腰椎手术之后，亦可导致气滞血瘀，络脉阻塞，余邪留滞，致使腰椎原发病因未尽而瘀血又生，造成久病不去。

2.痰湿及其病机

人到中年，精血损耗，致各脏腑功能均有不同程度的衰减。脾胃健运者，肾气虚损者，肝肾阴虚者，皆于体内生成痰湿。痰湿留滞经络，血流受阻，而生血瘀；瘀血留滞经络，遏阻气机，津液失于输布，则聚生痰湿。痰瘀乃成互结交阻之势，相兼为患。痰湿阻滞气血，则筋骨、肌肉失于濡养而加剧腰椎的退变；痰湿留滞肌肉、筋骨间，则阻滞气血的濡养，而四肢、腰部麻木、强直、沉重乏力；若湿热遏阻阳明，或灼伤肺气，则可成痿证。

中医推拿学认为，上述正气虚衰、外邪、损伤，继发瘀血、痰湿，造成气滞血瘀，络脉阻塞；寒湿凝滞，或郁久化热，经脉不通；或肝肾亏虚，经脉失养。推拿临床将其归纳为血瘀证、寒湿证、湿热证和肝肾亏虚证4个证候。其中，对血瘀证候有别于其他学科的再认识，腰部损伤或“久立伤骨”“久行伤筋”，皆可致腰部“骨缝开错（椎骨错缝）”以及“筋出槽”；而“椎骨错缝、筋出槽和气滞血瘀”三者互为联系和影响，即“椎骨错缝”导致或加重气滞、血瘀，形成瘀血（即椎间盘突出物），“筋出槽”或是瘀血的具体表现（即纤维环及髓核离开正常位置而向后纵韧带等方向突出）。

三、诊断

（一）诊断要点

（1）有腰部外伤、慢性劳损或受寒湿史。大部分患者在发病前有慢性腰痛史。

（2）常发生于青壮年。

（3）腰痛向臀部及下肢放射，腹压增加（如咳嗽、打喷嚏）时疼痛加重。

（4）脊柱侧弯，腰椎生理弧度消失，病变部位椎旁有压痛，并向下肢放射，腰活动受限。

（5）下肢受累神经支配区有感觉过敏或迟钝，病程长者可出现肌肉萎缩。直腿抬高试验或直腿抬高加强试验阳性，膝反射、跟腱反射减弱或消失，拇趾背伸力减弱。

（6）X 线摄片检查显示脊柱侧弯，腰椎生理前凸消失，病变椎间盘可能变窄，相邻边缘有骨赘增生。

（7）CT 检查可显示椎间盘突出的部位及程度。

（二）临床表现

1.症状

（1）腰痛：腰痛和外伤可有数天或数月不等的间隔时间，腰痛或在腿痛出现之前，或在腿痛出现的同时或之后。腰痛范围主要在下腰背部或腰骶部，可向一侧或两侧放射。其主要原因是椎间盘突出刺激了纤维环及后纵韧带中的窦椎神经纤维，刺激硬膜产生疼痛。这类疼痛的感觉部位较深，患者常定位不准确，一般为钝痛、刺痛或放射痛。临床所见的腰痛常为两型。①慢性持续性腰痛：反复发作的急性腰痛逐渐转为慢性持续性腰痛。在日常生活中，每当活动增多，或者较长期取一种姿势时腰痛加重，腰背部广泛的钝痛，休息或卧床后疼痛可减轻。②反复发作性腰痛：腰痛急性发作后可缓解，但间隔一段时间后又复发，且疼痛程度也有变化。腰痛在一天内亦有变化，晨起时由于夜间睡眠不活动，脊柱不负荷时渗透压升高，纤维环扩张而使腰部疼痛减轻；白天站立时，椎间盘压力增加导致纤维环膨出而使腰部疼痛加重，或出现姿势性脊柱侧弯。

(2)坐骨神经痛：95％腰椎间盘突出症发生于 $L_{4\sim5}$ 及 $L_5\sim S_1$ 椎间隙，故患者大多有坐骨神经痛。坐骨神经痛就是沿着坐骨神经及其分支行径处的疼痛，与其相似为下肢放射痛。坐骨神经痛（腿痛）主要是 L_5、S_1 神经根受累，常重于腰痛，可发生于腰痛后、腰痛时一并出现或先于腰痛。

坐骨神经痛多为逐渐发生，开始疼痛为钝痛并逐渐加重，疼痛多呈放射性痛，由臀部、大腿后外侧、小腿外侧至跟部或足背。除中央型常引起双侧坐骨神经痛外，腰椎间盘突出症引起的坐骨神经痛多为单侧性。咳嗽、打喷嚏、大小便引起腹压增加时，脑脊液压力升高使神经根袖扩张，刺激受压的神经根，皆可使腿痛（坐骨神经痛或下肢放射痛）加重。

有患者为了减轻疼痛采取腰部前屈、屈髋位，以达到松弛坐骨神经的紧张度的目的，因而患者在行走时愿取前倾位，休息卧床时愿取弯腰侧卧屈髋屈膝位的“三屈位”。严重的患者则取胸膝卧位睡觉。同样的机制，患者可诉在骑自行车时疼痛较行走时轻，因为骑自行车时正是取腰前倾、屈髋屈膝位使神经根松弛，腿痛减轻。但对一些山城地区在骑自行车时需蹬上坡路，患者又复感到困难，因为此时用力蹬车，腹压增加，又使腿痛加重。

(3)其他症状。①下腹部或大腿前侧痛：高位腰椎间盘突出症时可压迫腰丛的 L_1、L_2、L_3 神经根而出现相应神经根支配的腹股沟区痛或大腿内侧疼痛。部分低位腰椎间盘突出症，也可出现腹股沟区痛或下腹部疼痛。有学者认为，当 $L_{4\sim5}$ 和 $L_5\sim S_1$ 腰椎间盘突出压迫腰骶丛出现坐骨神经痛，而腰骶神经根与上位腰神经根若有交通支或神经变异时，可出现下腹痛或腹股沟区疼痛。②间歇性跛行：当患者行走时，随行走距离过远，引起腰痛或不适，同时感觉到患肢出现疼痛麻木感加重，当取下蹲位后，症状逐渐消失，始能再次行走，行走距离从数十米至数百米不等，称为间歇性跛行。此多见于腰椎管狭窄并椎间盘突出的患者，并且多出现于多节段病变。由于腰椎间盘突出压迫神经根，可造成神经根的充血、水肿、炎症反应和缺血。当行走时，椎管内受阻的椎静脉丛逐渐充血，加重了神经根的充血程度，影响血液循环和氧含量，引起疼痛加重和肢体乏力。当肢体活动时，脊髓的血管扩张，加重了对神经根的压迫，引起缺氧而出现症状。③麻木：部分腰椎间盘突出症患者不出现下肢疼痛，而是肢体麻木感。多为椎间盘组织压迫、刺激了本体感觉和触觉纤维之故。麻木感觉区域按神经根受累区域分布，麻木感程度与神经根受压程度无密切关系，但肌力下降者麻木较重。④患肢发凉：或称为冷性坐骨神经痛，几乎所有患者自感患肢发凉。患侧足趾远端温度偏低为多，但检查时足背动脉搏动正常。⑤肌肉痉挛：在椎间盘突出时，神经根机械性受压或化学性刺激而发生肌肉纤颤。腰椎间盘突出症患者肌肉痉挛多发生于神经根长期受压后，S_1神经根发生率最高，L_5神经根次之。小腿三头肌、腘绳肌和跖肌常发生肌肉痉挛，常是夜间持续数秒至数分钟。白天的肌肉痉挛发生在肌肉收缩之后，可一天数次，或间隔数周后发生，发生频率不定。肌肉痉挛程度与椎间盘突出的类型、部位及大小无相关性。⑥肌肉瘫痪：腰椎间盘突出压迫神经根严重时，可出现神经麻痹、肌肉瘫痪。$L_{4\sim5}$椎间盘突出而L_5神经麻痹所致的胫前肌、腓骨长短肌、拇长伸肌和趾长伸肌麻痹，表现为足下垂较为多见。S_1神经麻痹所致小腿三头肌瘫痪少见，但肌力减弱仍然常见。

2.体征

（1）腰部畸形。①腰椎生理弧度改变：腰椎生理曲线减小，或消失，或后突畸形。②脊柱侧弯：腰椎凸向患侧以减轻椎间盘对神经根的压迫；腰椎侧凸也受到骶棘肌痉挛的影响。

（2）步态：症状较重者行走时可出现姿态拘谨、身体前倾或跛行。

（3）压痛点（叩击痛点）：主要位于病变节段棘突旁距离中线2～3 cm处。按压和叩击时可出现沿神经根走行的下肢放射痛，其疼痛区域与神经根所支配的平面相一致。

（4）腰部活动受限：各方向的活动都会不同程度地受到影响。腰椎间盘脱出者，前屈位时可使症状加重；后伸位时因幅度有限，症状一般不会加重。腰椎间盘膨出者，前屈位时症状减轻；后伸位时若使症状明显加重，则对椎间盘膨出或突出的诊断价值更大。向健侧侧弯活动时症状可减轻，向患侧侧弯活动时症状可加重。

（5）下肢肌肉萎缩：受累神经支配区域可有不同程度的肌肉萎缩。严重者趾背伸或踝关节旋转的能力可部分丧失。

（6）神经功能障碍。①感觉神经障碍：感觉神经功能障碍按受累神经根支配区域分布，对腰椎间盘突出症的定位有一定意义，但不能定性；主要是疼痛敏感、迟钝、麻木。②运动神经障碍：运动力量的减弱是较为可靠的体征。肌神经受多个神经根支配，故肌力减弱多为不太明显。检查时应注意$L_{3\sim5}$神经根和S_1神经根受累致使相应神经支配区的肌力改变。常用手法肌力测定：5级（正常100%）、4级（良75%）、3级（可50%）、2级（劣25%）、1级（略有10%）、0级（无0）。③反射功能障碍：$L_{3\sim4}$椎间盘突出可出现膝反射减弱或消失；$L_5\sim S_1$椎间盘突出可出现跟腱反射减弱或消失；单纯$L_{4\sim5}$椎间盘突出，反射一般无改变。

神经根受压的早期，神经反射功能可出现亢进(也可以减弱或消失)，中后期多减弱或消失。

(三)辅助检查

1.X 线检查

单纯 X 线平片不能作为确诊腰椎间盘突出症的唯一依据，但 X 线片上有时可见椎间隙变窄、椎体边缘增生等退行性改变，是一种间接的提示。此外，X 线平片可以发现有无结核、肿瘤等骨病，有重要的鉴别诊断意义。

2.CT 检查

CT 检查可较清楚地显示椎间盘突出的部位、大小、形态和神经根、硬脊膜囊受压移位的情况，同时可显示椎板及黄韧带肥厚、小关节增生肥大、椎管及侧隐窝狭窄等情况，对本病有较大的诊断价值，目前已被普遍采用。

3.MRI 检查

MRI 检查无放射性损害，对腰椎间盘突出症的诊断具有重要意义，可以全面地观察腰椎间盘是否病变，并通过不同层面的矢状面影像及所累及椎间盘的横切位影像，清晰地显示椎间盘突出的形态及其与硬膜囊、神经根等周围组织的关系，另外，可鉴别是否存在椎管内其他占位性病变。但对于突出的椎间盘是否钙化的显示不如 CT 检查有优势。

4.直腿抬高试验

患者仰卧，检查者一手使患肢的膝关节保持完全伸直，另一手扶住足跟缓缓地抬高患肢，当出现坐骨神经痛时为阳性。并记录下肢抬高的角度。腰椎间盘突出症出现阳性反应的原因是，突出的椎间盘组织压迫神经根后，限制了神经根的正常活动度，直腿抬高牵拉神经根难以向远端移动，诱发了坐骨神经痛。绝大多数腰椎间盘突出症患者出现直腿抬高试验阳性，为本病诊断的重要依据。

5.直腿抬高加强试验

患者仰卧，做上述直腿抬高试验，当下肢抬高到一定程度时，即出现按神经支配区域分布的坐骨神经痛。然后将患肢抬高程度予以降低，可使疼痛缓解并消失。此时将患肢的踝关节突然背伸，又引起放射性坐骨神经痛者为阳性。此试验的意义在于进一步证实由腰脊神经根受到刺激压迫而活动受限所致的坐骨神经痛。

四、推拿治疗

临床将腰椎间盘突出症一般分为急性期、缓解期和康复期。发病 1 周以内的急性期，推拿干预主要采用较小幅度的调整类整复手法，突出脊柱小关节的微调手法，如腰椎改良斜扳法；发病后 1～2 周内的缓解期，推拿干预则采用整复与松解两大类手法并重的治则治法，如㨰法、弹拨法、擦法配合腰椎改良斜扳法等；发病 2 周后的康复期，推拿干预则以强化腰部和下肢软组织的松解类手法为主，而整复类手法较少运用，如循经推拿疗法，即沿着足太阳膀胱经、足太阳经筋、足少阳胆经、足少阳经筋的循行路线，施以按揉法、㨰法、弹拨法、擦法等手法。

(一)推拿时机

推拿治疗腰椎间盘突出症已积累了一定的临床经验，并注意到患者发病的时间与接受治疗时间之间、患者早期接受治疗的体位和部位与取得疗效之间可能存在内在联系。相当一部分人在 40 岁以前患有腰椎间盘突出症而伴随一生，只是有别于或轻或重、时轻时重。总体上讲，腰椎间盘突出症宜及时发现并且及时治疗，早治疗和早预防。出现以下几种现象是接受推拿治疗的较好时机（或称为推拿时间节点）。

(1)在久坐、久站、久行、咳嗽、打喷嚏或腰背被敲打时，偶有一过性短暂的腰、臀、腿牵拉痛，或下肢沉重、胀痛等不适感觉。

(2)经常有程度不严重的腰痛，外敷药物或卧床休息等自行处理后缓解，但近期腰痛伴有下肢不适的感觉。

(3)曾有腰椎间盘突出症推拿治疗病史，近日似有复发的预兆。

(4)有腰椎间盘突出症手术病史（无内固定），腰腿痛症状虽明显减轻，但时有发作。

(5)在腰部牵引后，腰腿疼痛麻木有缓解趋势。

(6)患者呈强迫体位，在俯卧位时宜采取患者接受的体位，推拿手法（包括拔伸或牵引）操作时不强求平卧位。急性发作期强行改变体位往往会加重病情。

(7)对药物、针灸、理疗等治疗方式及疗效不满意。

(二)推拿方案

1.急性期

急性期选用脊柱关节推拿术（包括关节调整与整复术）和（或）经穴推拿术（采用远端取穴按压镇痛方法）。

(1)腰椎改良斜扳法：患者侧卧位，棘突侧突一侧向上，略前屈，使病变椎体处于屈曲的顶点；医者一手推患者肩前，另一手前臂尺侧内扣患者髂嵴，扭转腰部至相对受限位，再双手协同用力，使腰部进一步扭转，调整腰椎位置。

(2)俯卧位腰椎交叉按压旋转微调手法:患者俯卧位,腹部可以适当垫一软枕,医者一手掌根尺侧按压偏突侧棘突对侧的横突位置,另一手掌根尺侧按压上一椎体或下一椎体病变椎体偏突侧的横突位置,垂直下压,使椎体扭转,调整腰椎位置。

(3)下肢拔伸下外旋微调:患者俯卧位(或仰卧位),医者双手握住患肢踝部,向下拔伸下肢,并逐渐将其下肢外旋,使患者腰椎随下肢外旋自下而上逐渐扭转。当见到病变节段开始随之扭转时,突然加大下肢外旋力量,可调整旋转和(或)侧向移位的腰椎(适用于合并骨质疏松症患者)。

(4)远端取穴按压镇痛:按揉环跳、承扶、阳陵泉、委中等穴,以酸胀为度。

2.缓解期

此期采用皮部经筋推拿技术与关节推拿技术并重的治疗原则。皮部经筋推拿技术主要采用㨰法、按揉法、弹拨法等,关键刺激部位为腰骶部华佗夹脊、足太阳膀胱经、足少阳胆经等部及下肢外侧足少阳胆经路线、小腿后侧足太阳膀胱经路线。脊柱关节推拿技术可参照急性期,根据腰椎及骨盆位置改变,有针对性地施行腰椎微调手法、腰椎改良斜扳法等。

3.康复期

康复期主要以㨰法、按揉法、推法、擦法等皮部经筋推拿术操作于腰部和下肢。

五、注意事项

(1)发作时应卧床休息,宜卧硬板床 1～2 周,尽量减少下地活动。下床后以腰围固定,限制腰椎活动,防止再次损伤。

(2)老年人腰椎间盘突出症伴椎管狭窄、腰椎失稳者,应避免使用后伸类整复手法。中央型腰椎间盘突出症如出现膀胱直肠功能障碍的表现,应考虑手术治疗。

(3)症状缓解后仍应避免腰椎大幅度活动,不做剧烈运动。

(4)治疗中可配合骨盆牵引法,多次治疗无效可考虑手术治疗。

医案赏析

基本信息:患者,刘某,男,42 岁。

主诉:腰部酸痛伴右下肢疼痛 2 周余。

现病史:患者 2 周前因受凉劳累后出现腰部酸痛,时有右下肢放射痛,自行于家中外贴膏药及口服布洛芬胶囊等,症状稍减轻。

刻下症：腰部酸痛伴右下肢疼痛，时有右小腿外侧麻木感、寒凉感，咳嗽、打喷嚏时疼痛加重，约坐、立数分钟或行走 30～50 m 后疼痛加重，腰部屈伸、转侧及床上翻身活动受限，平素手足寒冷，纳少，夜寐欠安，小便可，大便秘结，每 2～3 天 1 行，需开塞露助便，舌红，苔白腻，脉弦细，沉取无力。

既往史：既往体健。

个人史及家族史：无家族遗传病史。

体格检查（中医四诊）：神志清，精神可，面色红润，舌红，苔白腻，脉弦细，沉取无力。腰椎生理曲度变直，左侧弯，挺腹试验（＋），直腿抬高试验 75°，右 45°，直腿抬高加强试验，左（－），右（＋）。

辅助检查：腰椎 MRI 提示 $L_{4\sim5}$ 椎间盘膨出并右后突出；$L_{3\sim4}$、$L_5\sim S_1$ 椎间盘膨出；腰椎退行性改变。

中医诊断：腰痛病。

西医诊断：腰椎间盘突出症。

诊疗经过如下。①辨证：阳虚气滞证。②治法：通督温阳，升清降浊，行气止痛。③推拿手法治疗，主要包括后伸扳法、揉法、㨰法、按法、推法、拿法及腰部斜扳法等，具体操作如下：a.选择俯卧位，采用揉法和㨰法对患者背部进行推拿，以缓解背部肌肉痉挛，特别使用拇指与肘部对阿是穴、大肠俞穴、肾俞穴及腰阳关穴进行点压，力度由轻至重，直至患者感到舒适的最大限度。b.侧卧位：运用腰部斜扳法，以松动腰部关节，手法力度需达到能感知关节移动的程度。c.俯卧位：结合拨法、㨰法、揉法及拿法，从腰部沿患侧坐骨神经路径进行推拿，对腰骶部进行横擦，同时对背部双侧膀胱经进行直擦，直至局部产生温热感。每次治疗时间约 20 分钟，每天 1 次，6 次为 1 个疗程。嘱患者避风寒，注意腰背部保暖；加强保护措施，佩戴腰围；均衡营养，保证每天排便 1 次。

随诊：①治疗 1 个疗程后，腰部酸痛及右下肢疼痛较前明显减轻，腰部屈伸、转侧及床上翻身活动较之前好转，约坐、立 20 分钟或行走 100～150 m 后疼痛加重。嘱患者继续用推拿手法治疗，每天 1 次。嘱患者避免劳累，保持乐观情绪积极配合治疗。②治疗 2 个疗程后，患者上述症状基本消失，可以正常生活和工作。嘱患者避风寒，避免负重，适当锻炼。电话随访至今，未再复发。

按语

腰椎间盘突出症在我国具有较高的发病率，$L_{4\sim5}$、$L_5\sim S_1$ 是最常见的突出节段。多发于久坐者、重体力劳动者、汽车驾驶员、缺乏体育锻炼者。其发病机制复杂，通常是由多种因素协同作用导致腰椎间盘发生退行性变化，刺激椎间盘后方的髓核，进而对神经根产生压迫，引发腰腿疼痛。目前，80%～90%腰椎间盘突出症患者可通过保守治疗手段获益。

腰椎间盘突出症归属于传统中医学“腰腿痛”“痹证”等范畴，其发生主要因为跌扑闪挫致腰部受损，或陈伤累积，筋脉损伤，气血不畅，气滞血瘀，不通则痛。推拿是中医外治法常用的治疗方法，在腰椎间盘突出症治疗上有不错的治疗效果。推拿治疗腰椎间盘突出症可直接松解肌肉，改善腰椎双侧肌群及软组织张力、肌力，调整脊柱小关节相对位置，调节脊柱骨性结构应力，改善脊柱矢状位平衡，从而达到松解神经，解除压迫的效果；还可以调节相关炎症因子的表达，促进椎间盘突出物自发消退。

第十七节　肱骨外上髁炎

一、概述

肱骨外上髁炎也称网球肘。此病虽命名为网球肘，但并非网球运动员所独有，也好发于经常做旋转前臂、伸屈肘关节工作或运动的人。它是体力劳动者、运动员及家庭主妇等人群中的常见病、多发病。一般认为是由肱骨外上髁伸肌总腱的慢性劳损及牵扯损伤引起的，尤其是桡侧腕短伸肌最易损伤。严重影响日常生活、工作。

本病属于中医学“筋痹”“伤筋”“肘劳”等范畴，以 30～50 岁青壮年居多，亦是中老年人的常见病、多发病。本病发病的男女比例为 3∶1，右侧多于左侧。

肱骨外上髁是肱骨下端外侧的膨大隆起部。屈肘成直角，可见肱骨外上髁明显突出于肘外侧面上。该部为前臂伸肌腱的总起点，其肌腱由外上（桡侧）至后内（尺侧）排列有桡侧腕长伸肌、桡侧腕短伸肌、指总伸肌、小指伸肌、尺侧腕伸肌，还有肘肌和旋后肌从此处起始。

肱骨外上髁后上方续外侧肌间隔的凹沟，沟前方为肱桡肌和肱肌；沟后方为肱三头肌内侧头。自外上髁延至前臂的隆起为桡侧腕长伸肌、桡侧腕短伸肌。当腕做背伸并向桡侧偏斜动作时，可见上述各肌明显收缩。

外上髁前下方约 25 mm 处，恰在肱桡肌隆起后缘的凹窝内为桡骨头所在。当前臂做旋前、旋后动作时，可触及桡骨头在转动。

二、病因病机

(一)病因

1.急性损伤

肱骨外上髁部活动范围较大，为维持关节的稳定性和进行正常的生理活动，有桡侧腕长伸肌、桡侧腕短伸肌、指总伸肌、小指伸肌、肱桡肌、旋后肌和尺侧腕伸肌均在此处附着。当前臂处于旋前位时，腕关节突然用力背伸，致使前臂桡侧腕伸肌处于强力收缩状态，导致肱骨外上髁处的伸肌总腱附着点因强力牵拉而致部分撕裂，骨膜下出血、血肿，局部炎症，继之渗出、粘连，使局部纤维组织化、钙化，而导致骨质增生，或日久形成筋结，造成对肌腱的长期反复刺激，而引发本病。

2.慢性劳损

慢性者多见于长期从事某些反复进行屈伸腕关节、伸指、前臂旋转工作的中年人。其肌肉长期劳累且经常处于紧张状态，使腕伸肌腱和指伸肌腱起点受到反复牵拉刺激，引起肱骨外上髁骨膜、滑膜和肌腱的慢性无菌性炎性改变，渗出、粘连，产生疼痛。

(二)病机

(1)本病的病理变化比较复杂，主要以局部充血水肿，渗出粘连为主。并且常有肌纤维撕脱及关节滑膜嵌顿等，肌腱纤维内有退行性病变及老化，也可出现支配伸肌神经分支的神经炎或肱骨外上髁骨膜炎等，退化的肌腱周围有淋巴细胞浸润，瘢痕组织边缘有囊性变，在病理检查时可发现包裹在瘢痕组织中的微小骨折块。

(2)神经卡压说：如桡神经深支卡压、前臂外侧神经皮支绞窄或为筋膜卡压所致等。

(3)微血管神经束卡压说：国内外部分学者认为，伸肌总腱深处有一细小的微血管神经束，从肌肉、肌腱发出，穿过肌筋膜或肌腱膜进入皮下。当该微血管神经束穿过筋膜或肌腱时受到卡压即可引起症状，压痛点就在微血管神经束穿过肌筋膜处。

(4)腱末端病说：肱骨外上髁有桡侧腕长伸肌、桡侧腕短伸肌、指伸肌、小指伸肌和尺侧腕伸肌。这些肌肉的主要功能是伸腕和伸指，当这些肌肉在伸腕和伸指运动时都会使附着于肱骨外上髁部的肌腱筋膜受到牵拉，一旦超过了它所承受的压力，则损伤伸肌总腱从而劳损、撕裂、瘢痕形成。

三、诊断

(一)诊断要点

(1)起病缓慢,肘部关节外侧疼痛,严重时疼痛可向前臂、腕部和上臂放射,持物无力。

(2)有外伤史,或由长期频繁地屈伸肘腕关节引起屈肌群劳损。肱骨外上髁压痛,局部不红肿,肘关节活动范围正常。

(3)在肱骨外上髁腕伸肌起点处可明显触及压痛点或阳性反应物;在肱桡关节间隙处也可触及压痛点。

(4)肘部旋前、旋后受限。前臂旋前及用力背伸腕关节引起剧烈疼痛,如肘屈曲,握拳,屈腕,然后将前臂主动旋前,同时伸肘,可引起肘外侧疼痛。

(5)前臂伸肌紧张试验阳性,腕伸肌紧张试验(又称网球肘试验)阳性。

(二)临床表现

1.症状

该病的临床表现多数呈慢性起病,缓慢出现肘关节外侧疼痛,疼痛可向前臂桡侧、腕部或上臂放射,持物、扫地、拧毛巾等动作可加剧疼痛。疼痛多为持续性,较重者会反复发作,握物无力,甚至持物脱落,尤其在屈肘时手不能持重物。肘关节活动正常,局部无红肿。前臂旋前伸肘因疼痛而受限。

2.体征

在肱骨外上髁上方可触及压痛,为桡侧腕长伸肌起点损伤;肱骨外上髁压痛,为桡侧腕短伸肌起点损伤;桡骨小头附近压痛,提示环状韧带损伤;桡侧腕伸肌上部广泛而明显的压痛,可能为血管神经束受挤压。

(1)前臂伸肌紧张试验:手半握拳,将前臂稍弯曲,而腕关节尽量屈曲,再将前臂完全旋前,然后将肘伸直,在肘伸直时,如肱桡关节的外侧发生疼痛,则为阳性。

(2)腕伸肌紧张试验:患者屈腕握拳,医师以手按压患者手背,嘱患者抗阻力伸腕,如腕外侧疼痛则为阳性。

(三)辅助检查

X线检查结果多为阴性。有时可见肱骨外上髁处骨质密度增高,或在其附近有浅淡的钙化斑。

四、推拿治疗

(一)治法

该病的治法为舒筋活络，祛瘀止痛。

(二)手法

该病常用手法有指按、弹拨、捏拿、扣揉等。

(三)选穴

该病常选用曲池、阿是穴等穴位。

(四)操作方法

(1)指按肘部：以右侧患病为例，患者屈肘 90°，医者右手拇指按压曲池穴、阿是穴，以得气为度。

(2)㨰揉肘部：在阿是穴周围施以㨰法、揉法，治疗时间 5～10 分钟。

(3)弹拨肘部：左手托患者肘关节，用右手拇指指腹对疼痛处进行由轻到重的弹拨，每次弹拨 2～3 分钟。

(4)擦抹肘部：重点在肱骨外上髁及前臂伸肌群施以擦抹法，以治疗部位出现灼热感为度，治疗时间约 3 分钟。

(5)捏拿肘部：右手拇指与其他四指对肘关节外侧肌肉从上往下进行捏拿，每次捏拿 2～5 分钟。

(6)扣揉肘部：双手微屈曲，合扣在患者肘上部，进行由上而下、由轻而重地进行扣揉，反复进行 5～10 次。

(7)拔伸肘关节：一手握住患侧上臂并将其固定，另一手握住患侧腕部，并将腕关节掌屈，前臂完全旋前，肘关节屈伸，之后用力迅速拔伸牵拉肘关节，使其伸直，如此反复操作数次，以患者耐受为度。

(8)体位：以上患者取坐位；医者坐在患者患肢前外侧。

五、注意事项

(1)疼痛剧烈者，手法宜轻柔缓和，以免产生新的损伤。

(2)治疗期间应避免做腕部用力背伸动作。

(3)注意保暖，可配合局部湿热敷。

(4)保守治疗无效时，可进行局部封闭治疗或小针刀治疗。

医案赏析

基本信息:患者,王某,男,50 岁。

主诉:反复左肘外侧疼痛 3 年余,加重 1 周。

现病史:患者 3 年前因长期从事上肢体力劳动,出现左肘外侧疼痛,酸痛为主,症状时轻时重,干活劳累后疼痛加重,休息后好转,偶有左上肢无力感。期间多次行针灸、推拿、理疗、封闭等治疗,治疗后症状好转,劳累后复发。1 周来劳累后疼痛加重,遂来诊。

刻下症:患者左肘部疼痛,提重物时左肩前侧牵扯痛,拧毛巾动作时疼痛加重。

既往史:既往体健。

个人史及家族史:无家族遗传病史。

体格检查(中医四诊):神志清,精神可,左侧肱骨外上髁处压痛,略肿,肱二头肌长头肌腱处压痛,腕背伸抗阻力试验阳性,前臂伸肌腱牵拉试验阳性,肌力、肌张力正常,未见明显肌肉萎缩。

辅助检查:未做检查。

中医诊断:肘痹。

西医诊断:肱骨外上髁炎。

诊疗经过如下。①辨证:气滞血瘀型。②治法:舒筋通络,化瘀止痛。③处方:治疗过程为首先进行推拿治疗,以左肘部为中心点,沿大肠经循行路线行一指禅推法、指揉法、拨法、点按法等推拿手法,边推拿边寻找经痹点并标注,推拿治疗 15 分钟左右。经找点发现曲池穴、手三里穴、手五里穴、肩髃穴、臂臑穴等穴位附近压痛明显,于该处用碘伏棉签常规消毒,行探穴针法操作,操作完毕后嘱患者活动肘关节并做拧毛巾动作,活动时产生痛点标记出,再行探穴针治疗,至患者活动时无明显疼痛为止。在所针刺点上选取大小合适的真空罐拔罐 3 分钟左右,取下罐后用干棉球擦血并再次消毒。

随诊:首次治疗后患者自觉肘部及肩前部疼痛基本消失,肘部活动明显改善。嘱其休息,不要过多用力做旋转前臂等动作。3 天后二诊,患者诉肘部疼痛明显好转,用力拧毛巾时仍感疼痛,较前好转,提重物时肩前仍感酸痛。治疗仍予推拿并找点,于曲池、手三里、肩髃等穴附近再行探穴针治疗并拔罐。2 天后三诊,主诉肘部不负重活动时疼痛感不明显,前臂旋转拧毛巾时略感疼痛,肩前疼痛基本消失,治疗继续如上。2 天后四诊时主诉肘部疼痛好转,提稍重东西无影响，用力拧毛巾时肘部少许酸痛，治疗予推拿并肘部局部探穴针治疗，嘱其不适时复诊。

按语

该患者因常年劳累致左肘关节疼痛伴活动受限，多方诊治后未能痊愈。究其原因为患者工作劳累致使病情复发，存在治疗不彻底的因素，询问患者发现经治时多以肘关节局部治疗为主，未曾重视肩前肱二头肌起始处疼痛点，肘部疼痛好转但肱二头肌起始端疼痛仍在，前臂做旋转动作时肱二头肌参与减少，旋后肌、肱桡肌过度用力，时间日久劳累再次诱发肱骨外上髁炎症出现，经此反反复复。患者年长且病情日久，肘关节长期处于失衡状态，自身的自愈力不足以调整机体平衡。通过经痹点选择针刺，舒筋通络、祛瘀生新，同时激发经气，提升患者机体自愈能力，帮助疾病修复；肩肘同治既可疏通经络使气血失衡得以恢复，也可使肘部活动时力学失衡重新建立。不仅重视肘关节局部疼痛的改善，也是从整体改善肩肘的协同功能，更是激发患者机体自愈力，从根本上为肘关节提供一个恒久的平衡状态。

参 考 文 献

[1] 吕明.推拿手法学[M].北京:中国医药科技出版社,2021.
[2] 郭长青,谢占国.实用小儿推拿独穴疗法[M].北京:中国医药科技出版社,2021.
[3] 孙德仁,吴凡.少儿筋骨异常推拿调理[M].北京:中国中医药出版社,2021.
[4] 孔令霞,刘维佳,王晓燕,等.小儿推拿疗法[M].北京:中国中医药出版社,2021.
[5] 张素芳,王立新.张素芳小儿推拿学[M].北京:中国中医药出版社,2022.
[6] 刘应科.中和小儿推拿疗法[M].北京:人民卫生出版社,2024.
[7] 曲生健,吕美珍,孙志梅.小儿推拿[M].北京:人民卫生出版社,2022.
[8] 井夫杰.小儿推拿临证精要[M].北京:中国中医药出版社,2021.
[9] 元锋国,谢卓余,雷帮林.常见病的针灸推拿治疗验方[M].广州:中山大学出版社,2023.
[10] 朱恪材.当代中医专科专病诊疗大系推拿科疾病诊疗全书[M].北京:中国医药科技出版社,2024.
[11] 陈幼楠,肖星蕾,苏惠萍.实用中医技术与疗法丛书小儿推拿疗法[M].北京:中国医药科技出版社,2024.
[12] 张燕.中医疾病诊断与针灸推拿治疗学[M].天津:天津科学技术出版社,2020.
[13] 黄锦军,何贤芬.小儿推拿证候病机方[M].北京:科学出版社,2022.
[14] 毕金阳,李秋玉,张汉政.实用中医内科与针灸推拿[M].上海:上海交通大学出版社,2023.
[15] 李华南,董桦.津沽小儿推拿[M].青岛:青岛出版社,2023.

[16] 李玉乐，王韵舟.新编实用小儿推拿[M].上海：上海交通大学出版社，2021.
[17] 付乃胜.常见病中医针灸推拿治疗[M].上海：上海交通大学出版社，2023.
[18] 巩莉.小儿推拿[M].沈阳：辽宁科学技术出版社，2024.
[19] 胡德胜，朱锐，王伟灿.实用小儿推拿学[M].武汉：华中科技大学出版社，2021.
[20] 舒炼，肖娟，杨玉平.康复推拿技术[M].北京：中国石化出版社，2023.
[21] 周东侠.临床实用中医与针灸推拿[M].哈尔滨：黑龙江科学技术出版社，2023.
[22] 郭宏翠.小儿推拿[M].天津：天津科学技术出版社，2021.
[23] 郑宾，王宇，任汉书.实用针灸推拿治疗学[M].上海：上海交通大学出版社，2022.
[24] 惠健.精编针灸推拿技术与康复[M].武汉：湖北科学技术出版社，2021.
[25] 史能军.中医内科疾病诊治与针灸推拿[M].哈尔滨：黑龙江科学技术出版社，2023.
[26] 宿录贞.实用推拿技术实践[M].汕头：汕头大学出版社，2022.
[27] 王健，王耀智.新编中国现代推拿[M].上海：上海交通大学出版社，2021.
[28] 张勇，陈士升，崔相路.常见病临床辨证与针灸推拿[M].上海：上海交通大学出版社，2023.
[29] 曹伟，李宗芬，王思栋.实用中医临床与针灸推拿[M].哈尔滨：黑龙江科学技术出版社，2022.
[30] 张守光.常见病的推拿及物理治疗[M].南昌：江西科学技术出版社，2021.
[31] 李慧梅.传统中医针灸推拿与康复[M].天津：天津科学技术出版社，2020.
[32] 刘凡，邵王艳.针灸结合推拿对原发性肩周炎的临床疗效[J].湖北科技学院学报(医学版)，2025，39(1)：57-59.
[33] 耿晓.浅谈小儿推拿的临床疗效影响因素——评《中医临床推拿丛书·小儿推拿》[J].中国临床研究，2024，37(12)：1981.
[34] 李沃燃，许丽.推拿治疗小儿先天性肌性斜颈的临床研究进展[J].中外医学研究，2024，22(33)：176-180.
[35] 迟振海，杨亚男，吴德盛，等.小儿推拿联合热敏灸治疗小儿咳嗽变异性哮喘临床疗效观察[J].江西中医药，2024，55(12)：50-53.
[36] 牛宛柯，张浩，马馨，等.小儿推拿及药浴改善气虚体质的临床观察[J].天津中医药大学学报，2024，43(10)：876-880.